医療者のための 共育コーチング

心を動かし チームを動かす

奥山美奈 著

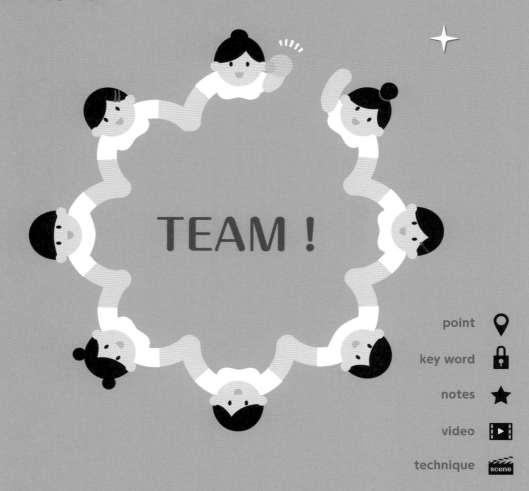

point
key word
notes
video
technique

日本看護協会出版会

はじめに

「もっと医療従事者にピタッと来るコーチングって，ないのかなあ」

看護師として勤めた後，教員となった私は，こんなふうに思って，巷に溢れるコーチング団体の資格認定やセミナーを受けまくっていました。セミナーを受けて，受けて，資格をとって，とって，とりまくった結果，わかったことは，「そんなの，ないのね」ということでした。

ビジネス分野の人が書いた本やセミナーは，医療の世界には合わないし，スポーツ分野出身のコーチのセミナーに至っては，やる気を引き出すのは言葉だとする，「言葉遊び」のようなものばかり……。

それならばと，コーチングの資格認定を受けた医療者が書いた本も読みあさりましたが，概論ばかりで，実践的なものはほとんどなし。困りました。

「きっと，全国の医療者も困っているに違いない」。そう思った私は一大決心をし，医療者に寄り添い，すぐに実践できて，本当に役に立つコーチングを確立しようと，2008年にTNサクセスコーチングを設立しました。

この本は，会社設立当初からこれまでに，私がかかわらせていただいた看護師さんやコメディカルの方々，そしてドクターとともに，現場で悩み，時には，一緒に涙を流しながら積み上げてきたコーチングの，言わば集大成です。

「もっと患者さんやご家族を癒したり支えたりできるようになりたい」

「もっと部下や後輩のやる気を引き出す指導がしたい」

「ほかの人に仕事を振りたいのに振れない」

「限界を突破して資格をゲットし，キャリアアップしたい」

「『やらされ感』満載の委員会やプロジェクト。どうせやるなら，少数精鋭でバリバリ動くチームに育てたい」

「マネジメント力をアップして，障害や疾患を抱えながら働いているスタッフを，もっと活躍させたい」

……こんな願いが叶ったら，どうですか？

「一所懸命に指導すると，『パワハラ』と言われてしまう。不安で，部下とかかわりたくない」

「患者さんの亡くなった姿が目に焼きついて離れなくなってしまった新人が『辞めたい』と言って来た」

i

……あなたが，自分自身やスタッフのトラウマや不安，恐怖感を緩和できるようになったとしたら，どうでしょうか？

皆さんのパフォーマンスは跳ね上がり，もっともっと患者さんに尽くし，もっともっと部下の教育にのめり込むことができるはずです。本書の願いは，まさにこれです。

「人を助ける人を助ける」

これは，私の会社の理念です。

自分のことは後回しにして，患者さんのため，部下のためと，人のことばっかりを考えている医療者が私は大好きで，世の中で一番尊敬しています。医療者の皆さんに，本当の意味での自分のやりたい医療や教育を実践し，魂が震えるような日々を過ごしてほしいというのが，潜在看護師になってしまった私の思いです。また，生後4か月という短い命を病院で終えた息子の願いでもあるのかもしれません。

◆ 本書は，こんな立場の方に活用してほしい

本書は，中堅〜管理職でリーダーシップを発揮し，組織をリードする立場にある方々へ，コーチングの実践本として活用してほしいと思って作りました。なので，"Case Study" として，随所に実際のコーチングシーンの動画を用意し，解説を見ながら学べるようにしてあります（動画サイトに接続するQRコードを掲載。一部のパソコンでは見られないことがあります）。

その動画も，本当に悩みを抱えて私のところを訪れた方々に対して，私，あるいは，弊社の認定コーチらが実際にコーチングをしているシーンばかりにしてあります。それは，皆さんが本書を見ながら学び，すぐに実践的なコーチングができるようにとの思いからです。

◆ 本書の構成と活用の仕方

第1章は，「コーチング」とは何か，コーチのあり方やコーチングの基礎のテクニックと日常的なコーチングについて書いてあります。

異動の直前で不安を抱えた中堅看護師へのコーチング事例は，目標管理面談のモデルとして参考にしていただければ幸いです。また，「部下に仕事を引き継ぎたいけれど，なかなか引き継げない」という悩みを解決するコーチング事例は，他者へのコーチングはもちろんのこと，自身の「肯定的意図」と向き合う，セルフコーチングの機会としても活用してほしいと思っています。

第2章は，「ストレスマネジメント」と「ハラスメント予防に関する知識と実例」を紹介しました。

現在，職場におけるパワーハラスメント（パワハラ）防止対策に関して，

法整備が進んでいます。「パワハラ」に対する人々の意識は，今後，ますます高まっていくことが予想されます。熱く指導していただけなのに「パワハラ」と言われた，という残念なことが起こらないよう，ハラスメント予防の基礎知識と，医療界で実際に起こっているハラスメントの実例を紹介しながら展開します。ご自身のストレスマネジメントに，ハラスメント予防に，活かしていただければと思います。

第3章は，「ライフコーチング」力を高めることができるような事例をたくさん掲載しました。

多様な価値観やあり方，働き方にギャップを感じていらっしゃる方々に，理想のマネジメントとはどういったことか，どんな采配が組織を救うのか，といったことを，学んでいただけたらと思います。また，患者さんのご遺族が表出する後悔と向き合う，といったようなセンシティブな場面も，実際のコーチングシーンとともに解説していますので，日々の患者さん・ご家族への対応にもお役立てください。

第4章は，「チームコーチング」の手法に関してと，チームコーチングがうまく行った例として，私がご支援している施設での成功事例をご紹介しています。

少数精鋭でハイパフォーマーなメンバーと作り出す「本気のチーム」とは何か，「チーム」と「グループ」とはどう違うのか，また，理事長や院長といった経営陣がより多く介入してくれる委員会やプロジェクトチームとはどう運営すればよいのか，より経営者が認めてくれるプロジェクトとはどんなものか，ということを，経営的立場にいらっしゃる方々と私との座談会を通して感じ取りながら，「リーダーシップとは何か」を考える一助としていただければと思います。

また，「あとがきに代えて」に登場される丹野先生の，「コーチング技術」と「スタッフ各自のやる気・能力＋それらを引き出す仕組みの整備」とのコラボレーションが大切であり，その実現は一朝一夕には行かないものなのか，というメッセージで本書は締めくくられますが，とても神髄をついたお話であると思います。

やる気だけでもダメ。多少なりとも成果と努力が正当に認められる仕組みがあってこそ，コーチングも生きてくるものだ，という先生の経験知が，深く胸に刺さります。経営層とかかわることの多い立場の方にじっくりと読んでいただきたい内容です。

前述のように，本書全体を通して，皆さんの現場ですぐに活かしていただけるコーチング実践のテキストとなるよう，実際に医療施設においてコーチングのあり方や手法を活用してうまく行った事例を集めて掲載してあります。

"Case Study"で実際のコーチングシーンを提供してくださいました堤さん，Sさん，鈴木さん，小島さん，村田さん，藪さん，中澤さん，梅邑さん，難波さん，黒瀬さん，儀部さん，安田さん，石井先生，本当にありがとうございました。

また，座談会や弊社主催コーチング大会でお世話になりました竹川先生，中村先生，角南先生，阪井先生，「あとがきに代えて」の重要な部分のインタビューをいただきました丹野先生，たくさんの成功事例を紹介させていただきました，小倉第一病院のハッピーおもいやり委員会，愛育会のMVP，竜操整形外科病院のMBPの各メンバーの皆さん，コラムを執筆していただきました久持先生，現場での活用例を紹介してくださいました安齋さん，井上さん，有馬さん，第2章で魅力的なイラストを描いていただきましたふじいさん，お忙しい中，本当にありがとうございました。

中には，複数の箇所にわたりご協力くださった方もいらっしゃいます。

また，最後になりましたが，本書誕生のもととなった連載★でお世話になりました日本看護協会出版会編集部の雑誌「看護」担当および書籍担当の皆さんがいなければ，到底，出版まで漕ぎ着けられませんでした。企画から1年かかってしまいましたが，私のここ10年の集大成である本書を出版できましたこと，感無量です。本当にありがとうございます。この場をお借りして，厚くお礼申し上げます。

2019年1月

奥山美奈

★「これでワンランクUP！ 相手も自分も責めないコミュニケーション術」（2016年8月号〜連載）。

目　次

はじめに……………………………………………………………………………… i

序章　遺族としての体験から医療者の皆さんにお願いしたいこと
………………………………………………………………………………… 1

第 1 章　医療者にとって本当に必要な「コーチング」とは
………………………………………………………………………………… 10

1 そもそも，コーチングとは何か………………………………………… 10

2 実践的な考えとスキル…………………………………………………… 12

  1 相手のモチベーションを高める言葉選び…………………………… 12

  2 肯定的なスタンスを崩さない「あるある思考」…………………… 15

3 本物のコーチングと偽物のコーチング………………………………… 17

4 リソースフルな状態から目標達成へと導くテクニック……………… 25

  1 シンプルな「一重の輪のコーチング」……………………………… 25

  Case Study

    部署異動を目前に控え，不安を表出する 5 年目看護師 ▶……… 25

  2 人の限界を突破する「二重の輪のコーチング」…………………… 32

  Case Study

    スタッフに仕事を引き継ぎたいのに引き継げない

      ベテラン看護師 ▶………………………………………………… 33

  こんなシーンで！

    過去のリソースの活用………………………………………………… 37

第 2 章　「ストレスマネジメント」からワンランクアップの
「セルフコーチング」へ……………………………… 38

1 ストレスを感じる原因…………………………………………………… 38

2 ストレスから身を守る方法……………………………………………… 41

3 ハラスメントに負けない心を作る……………………………………… 44

4 代表的な「ハラスメント」……………………………………………… 46

5 もう悪口・陰口に惑わされない

  ――相手の価値を引き下げる人との上手な付き合い方……………… 57

6 自己肯定感を高める簡単な方法 ……………………………………… 64

7 コーチング＋メンタルトレーニングで限界を突破する ▶ ………… 66

こんなシーンで！

肯定的意図の理解 …………………………………………………… 73

第3章　リーダーに求められる「ライフコーチング」力 …… 74

1 多様な価値観が尊重される時代に …………………………………… 74

Case Study

仕事よりもアフター5が大切な中堅看護師への目標管理面談 …… 76

2 スタッフを患者化しない

——「配慮によって輝く人たち」へのかかわり方のコツ ………… 80

3 外国人スタッフと協働する …………………………………………… 93

4 医療のプロにしかできない「ライフコーチング」………………… 99

Case Study

「無理やりにでも切らせればよかった」と後悔するがん患者遺族 ▶

…………………………………………………………………… 100

「精密検査は受けたくない」と，がんの精査を拒否する患者 …… 104

性別適合手術を希望するトランスジェンダー ▶ ……………… 108

こんなシーンで！

ロジカルレベル，ペース＆リード …………………………… 117

第4章　自分も燃えてチームも燃やす ……………………………… 118

1 「チーム」と「グループ」は違う …………………………………… 118

2 「チーム」になるために必要なこと ………………………………… 119

3 理想の病院は作っていくもの——優れたチームは経営者をも動かす

…………………………………………………………………… 129

こんなシーンで！

リフレーム …………………………………………………… 137

座談会

「コーチングマインド」で組織が変わる！ ………………… 138

あとがきに代えて

——「コーチング」＆「仕組み」のコラボが相乗効果を生む ………… 151

用語解説 ……………………………………………………… 158

参考文献 ……………………………………………………… 160

索　　引 ……………………………………………………… 162

●**付録　コピーして使えるワークシート集**……………………………… 165

　①互いの価値観を確認するシート

　②「認知のゆがみ」日記

　③「一重の輪のコーチング」シート

　④「二重の輪のコーチング」シート

　⑤指示的／非指示的対応チェックシート

　⑥ブレインストーミングに役立つステッカー

序章

遺族としての体験から
医療者の皆さんにお願いしたいこと

「患者さんを信じて，医療者の心のダイヤモンドを輝かせる」

「なんで，ここ（処置室）に入れてんの？　家族は外に出しとけよ！」

これは，私の愛する息子の心肺蘇生のために呼ばれた医師が，看護師に向けて発した言葉です。チラリと私の方を見ながら，それでいて私には声をかけることはせずに看護師に指示する医師。この人から見たら私は，生ゴミ程度の存在なのだろうな，と思いました。

指示を受けた若手の看護師が，「すみません，処置しますので，外に出てください」と，私と，上の子ども（娘）をおんぶした夫に言いました。医師と看護師のただならぬ様子に驚いて泣き出した娘をあやすため，夫は外に出ましたが，私は，その場を動くことができませんでした。

「ご家族の方は，廊下でお待ちください」——私も，看護師として何度となく口にしてきた言葉です。看護の授業でも，実習でもそう教えられてきたからです。でも，そもそもなぜ，家族はこんな大切な時間を患者本人と共有することができないのでしょうか。

目の前で処置を見るショックから家族を守るためでしょうか。家族に遠慮し，診療行為に影響が出るからでしょうか。または，判断ミスを指摘されるなど，訴訟問題を回避するためでしょうか。

「外へ出てください。本当に困るんです！」

何度も看護師が言い，断る。そんなやり取りを5回ほど繰り返しました。

「この子は私が産んだ子です。私にはここにいる権利があります」と，私は訴えました。

説得に困った若手の看護師は，別の階にいた師長さんを連れて来ました。私は師長さんに，「私は看護師です。取り乱したりしませんから，ここに置いてください」と，何度も何度も訴えました。

「困ります」と言う師長さんに，「今，自分の子どもが死にそうで一番困っているのは私です。あなた方は，自分が医者に怒鳴られると，困っているだけじゃないんですか！」と，食ってかかりました。

私の心からの叫びが通じたのか，師長さんは，「わかりました」と，ゆっくりうなずき，「あなたも看護師なら，今の状態，わかるわよね。あなたのお子

さんは，今から一生分の親孝行をしていくことになる。だから，しっかりと
よく見ていてあげなさい」と言い，そして，「私は仕事上，先生の前では，
『外へ出て』と，あなたに言わなきゃならないからね。あなたもわかるでしょ。
でも，出なくていいからね」と，医師が座る革張りの少し上等な椅子を持っ
て来てくれました。

　師長さんの言葉で私は，「ああ，この子はもうダメなんだ……」と，悲しい
けれども，お別れの準備をしなくてはならないことを悟りました。わずか4
か月の小さな体への心臓マッサージを見ながら，「こんなに痛い思いをさせ
てごめんね」と，涙がこぼれました。

　医師が再び，「家族，外に出しとけって言っただろ！」と言いましたが，師
長さんは厳しい口調で，「先生，この人は，すべてわかってここにいるんだ
よ。訴えたりするような人じゃありませんよ！」と，私をかばってくれまし
た。

　そしてその言葉を聞いたとき，ようやく決心がつきました。私に諦めがつ
くのを待っているだけの蘇生術に，「もう十分です。皆さん，ありがとうござ
いました」と，感謝で幕を引くことができたのです。

　師長さんは，私を信じてくれました。「この人は，訴えたりするような人
じゃない」——この言葉で，私は悲しい現実を受け入れることができたのだ
と思います。

　人は誰しも，心の中にダイヤモンドを持っていると私は思います。しかし，
人生の荒波をくぐり抜ける中で，時に，悲しみや苦しみという砂や泥で覆わ
れ，輝きを失ってしまうこともあります。

　師長さんが私を信じてくれた気持ちは，私の荒れた心の中から「感謝」を
引き出してくれました。「人を信じる」力は強力で，ダイヤモンドの汚れを一
瞬で洗い流し，再び輝かせることができるのです。

　人は，不幸のどん底と悲しみの中にあっても，感謝することができる。実
体験を通して，私は知りました。

　人は，それほどまでに輝く力を内に秘めているものだと，そして，その輝
きは人が引き出すことができるものなのだと，この師長さんに教えてもらい
ました。この師長さんのことを，私は一生忘れないと思います。

　この体験をお伝えすることを通して，ドクターの指示が悪い，ということ
を私は言いたいのではありません。家族は処置室に入れるべきだと，訴えた
いわけでもありません。

　医療不信がはびこる世の中になり，訴訟を恐れ，患者を恐れ，医療者はリ
スクから自分の身を守ることで精一杯です。表面的なやり取りに徹していれ
ば，リスクを負うことは少なくなるでしょう。しかし同時に，深い信頼関係
を結ぶこともできません。何とも味気ないものです。相手を極度に恐れる気

持ちは，相手の不信を呼び，悪循環を作ります。どこかで，不信の連鎖を断ち切る勇気が必要なのではないでしょうか。

医療者はやはり，患者さんを「信じる人」であってほしいと思います。確かに，よかれと思って親切に対応しても，アダとなるようなこともあります。また，医療者に不信をぶつけて来る患者さんのトラブルに巻き込まれてしまうこともあります。しかし，それはごく一部であり，まごころで接すれば同じ気持ちで応えてくれる人がほとんどです。

ダイヤモンドは，宝石の中で一番，硬くて強い石です。ですから，砥石はダイヤモンドを磨きこそすれ，傷つけることができません。患者さんの不満は砥石ととらえ，さらに輝きを増すダイヤモンドのような心を持った看護師さんが増えてほしいと願います。

…

これは，約10年前にある雑誌に寄稿した文章で，私が今の会社を立ち上げるきっかけになった出来事を綴ったものです。

不思議なもので，今，この文章を研修や講演でお会いした医師に読んでもらうと，「僕は，家族に『処置室の外に出ろ』なんて言わない」とか，「家族も一緒に戦ってもらう方がいいのになあ」という言葉をたくさんいただきます。息子が亡くなってから20年。その間にずいぶんと医療の現場も変わってきたのだな，と思います。

看護師の離職率が高くて悩んでいる病院は多いことでしょう。このシーンで，「家族は外に出しとけって言っただろ！」と怒鳴る医師に，若手看護師や師長さんが，「先生，お母さんは看護師だそうです。一緒についていてあげたいと言っています」と伝えることができるような病院だったとしたら，仕事の満足度はどうでしょうか。

心から患者さんやご家族中心の看護ができたとしたら──。医師の顔色を過剰に気にするのではなく，本当の意味での「チーム医療」が実践できたとしたら──私は，世の中の看護師さんはもっともっと心から看護にやりがいを感じることができると思っています。看護師は，「看護」ができれば辞めません。

ただでさえストレスフルな環境で働く医療者の，「こんなふうになりたい」という目標が，1つでも多く達成できますように。また，聖職者である皆さんが「パワハラ」や「モラハラ」でエネルギーを消耗させず，本物の「チーム医療」が実現できますように。

「生まれ変わっても医療者になりたい」と思えるような医療，看護をしたいと思っている方々に，そして，本気で「マグネットホスピタル」を作りたいと思っている方々に，私の魂からの願いを込めて，この本を届けます。

---

point 📍
看護師は，「看護」ができれば辞めない。

チームが現場を救う──事務的だと思っていた事務の人々が, 実は事務的ではなかった

　息子の鼓動が止まるのを確認し, 夫と私は診察室に呼ばれました。医師は,「窒息死の疑いも否定できないので, 死因を確定したいなら解剖が必要。ご夫婦で相談してください」と言いました。医師の言葉を聞くなり, 夫は診察室の外に飛び出して, 待合室の壁に頭をガンガンと叩きつけて血を流しながら,「俺があの子を殺してしまった!」と叫んでいました。解剖するかしないかなんて, とても相談できる状況ではありません。

　息子が亡くなった日。私は, 体調不良で病院へ向かう途中でした。子どもたちは, 夫に仕事を休んで見てもらっていました。

　息子を搬送する救急車の中で, 夫は, 娘を昼寝させていたら自分もウトウトしてしまった, 途中で息子が泣いた気がしたけれど, そのうち眠るだろうと思って様子を見に行かなかった, しばらくして見に行ったら, うつ伏せで布団をかぶった状態で, 真っ青になっていて, 息をしていなかった──ごめん, 俺のせいなんだと, 打ち明けてきました。

　私は,「この子は絶対, 死んだりしない」と信じていたので,「誰が見ていても, こうなるときはなるよ。大丈夫, この子は絶対, 助かるから」と, 夫を励ましながら病院へ行きました。

　このような経緯があったため, 彼は, 医師の言葉で錯乱状態になったのです。

　「まだ, あったかいのに, こんな小さな体にメスを入れるなんて……」と, 相談しようとしたところで, 夫は, 救急外来の外で待っていた警察官2人に連れて行かれてしまいました。第一発見者として, 事情聴取を受けるためです。

　その様子を見ながら,「ああ, 今は自宅で亡くなっても救急車を呼ぶなって言うよな。こういうことになるからなんだ……」と, なぜかひどく冷静に考えている自分がいました。

　「解剖してもらおう」

　警察に連れて行かれる夫の後ろ姿を見ながら, 私は決心しました。「こんな犯罪者のような気持ちを抱えて, この人は, この先の人生を生きてはいけないのではないだろうか」──そんな思いが強くありました。

　救急外来で師長さんは, 息子が寒くないようにと思ってか, オペ室の緑色の圧布をおくるみのようにして包んでくれていました。「○○くん, よく頑張ったね。お母さんところに帰ろうね」と, 声をかけて私に手渡してくれました。

　その病院では解剖ができなかったので, 近くの大学病院に行くことになり

ました。受付の女性に診断書をもらおうとしたとき，彼女の手がブルブルと震えているのに気がつきました。とっさに私は，「この人は，私のことをかわいそうにと思ってくれているんじゃないか」と思いました。彼女にしてみれば，1時間前には「救急車，入ります」という電話があり，小さな子がバタバタと入って来たと思ったら蘇生はできず，父親は泣き叫びながら警察に連れて行かれ，目の前には亡くなった子どもを抱きかかえながら診断書をもらおうとする母親，私がいるわけです。ドラマなどで見るならともかく，びっくりしたのだろうと思います。

　看護や介護の立場の人はこうしたとき，気の利いたひと言を言うこともできるでしょう。でも，事務の人は事務の仕事をするしかありません。もう亡くなっているので，「お大事にどうぞ」も変ですし，自分が介助したわけでもないので，「頑張ったね」もおかしい。言葉にならない，言葉にできない。そんな複雑な心境を，この受付の女性の震える手が物語っていたように思えました（無意識での表情，態度は，「表出」と言います）。

　診断書の入った封筒をもらって駐車場に行き，息子を助手席に乗せて病院を出ようとすると，先ほどの受付の女性が外に立っていました。さっきは姿を見かけなかった男性たちも数人出て来て，私の車に向かって深々とお辞儀をして見送ってくれていました。腕には黒いアームカバーを，指には指サックをはめたまま。きっと，急いで出て来たのです。その姿を見たとき，私は涙が止まらなくなりました。

　「家族は外に出ろ」と言う医師，意見の一つも言えない若手看護師。「こんな病院，訴えてやる！」，そんなふうに思っていた，氷のような私の心を，事務の方々は一瞬で溶かしてくれました。きっと誰かが，「奥山さんの車，見送ろう」と声をかけてくださり，事務室の中からたくさんの人たちが仕事の手を止めて急いで出て来てくれたのでしょう。

　このシーンを思うとき，「チームとは何か」を考えずにはいられません。

　正直なところ，私は看護師時代，一緒に働いている事務の人たちに対し，よい印象を持っていませんでした。患者さんが急変してバタバタで，やっとの思いで勤務が終わったというのに，「残業をつけるな（申請するな）」だとか，「この請求が漏れていた」だとか，一所懸命に患者さんの看護をしているのにそんなことは理解せず，細かいことを言ってくる事務的な人たち。そんなふうに事務の人たちのことを思っていました。そのため，息子が亡くなったときも，事務の方にはあまり期待をしていなかったのだと思います。

　人は，同業者には厳しくなるものです。また，期待値が高ければ高いほど，裏切られたときにはがっかりします。私は，この病院の看護師たちに対し，患者のためなら医師に向かってでも意見を言うべきだと不満でしたし，息子

の体を包んでくれるのなら，オペ室の圧布でなくても，産科に行けばバスタオルのひとつもあるだろうにと，がっかりしていました。一方，事務の方々に対してはもともと期待値が低かったため，その分，このお見送りの対応が心に染み入ったのかもしれません。

私は仕事上，いろいろな患者さんのお話をうかがいますが，受付や診療，看護に薬局など，すべてのシーンでの対応がよくないときに，「あの病院はよくない」というクレームになるものです。

患者さんは「ラインで看ている」，つまり，「チームで看ている」というあり方が大切です。それなら，ラインのどこかでよくない対応があっても，別のどこかの部署でカバーができます。誰かがリードし，本当の意味での多部署連携で極上の医療の提供を目指す。

患者さんやご家族が求めているのは，こうした本物の「チーム医療」の姿です。

人はそんなに単純ではない——「トラウマ」が目標達成を阻む

息子を亡くした後，私は，「こうなったら毎年，子どもを産み続ける。そして絶対にあの子を取り戻すんだ！」と，考えていました。幼いころからスポーツをしてきた私にとって，目標達成は得意技です。そのため，「今から子どもを3人産む」という目標だって別に例外じゃない，すぐに達成できる，と思っていました。でも，現実はそう甘くはありませんでした。

「五体満足に子どもも産めない嫁をもらうから，あんたが苦労しなきゃならないんだよ」——この言葉は，息子のお葬式のときに，夫の親戚か誰かが夫に向けて放ったものでした。もちろん，私には聞こえないと思って言ったのだとは思いますが，私の胸に深く突き刺さりました。

それでも，「これから子どもを3人産む」と決心した私です。傷ついたなんて言っていられません。でも，今日こそは，と気合を入れて子作りに臨んでもダメ。ダメなのです。「五体満足に子どもも産めない嫁……」，この言葉が何度も何度も耳元で聞こえてくる。すると，「また死んでしまったらどうしよう。また五体満足に産めなかったらどうしよう」とドキドキしてきて怖くなり，過呼吸に。ついには，夫と一緒に眠ることもできなくなってしまいました。

それまでの私は，「目標を達成できない人」というのは，手を抜いたり，やる気や根性が足りなかったりするのだろうと思っていました。トラウマが目標達成をじゃまするという経験を通して初めて，「人はそんなに単純ではない。目標を持っても達成することができないということがあるのだ」ということを知るに至りました。

---

point 📍
患者さんは「ラインで看ている」＝「チームで看ている」というあり方が大切。

フラッシュバック——思い出したくないのに，1日に何度も子どもの遺影が浮かぶ

　1日に何度も何度も息子のお葬式の場面が思い浮かび，そのたびに，「娘に何かが起こると，あの子が知らせているのか」と，予期不安が起こる。夜には，「五体満足に子どもも産めない嫁」という言葉が頭の中でこだまする。眠れず，食べられず，体重も8kgほど落ちました。

　ボーッとしていたのか，家族でスーパーに出かけ，娘をカートに乗せて買い物をしていたときのことです。夫がカートの近くにいたので，そのすきに石鹸をとりに行こうと，少し娘から離れました。しかしそのわずか数秒後，娘はカートの上で立ち上がり，バランスを崩して頭から落下し，大きなこぶができてしまいました。

　「痛いよお」と泣き叫ぶ娘を前に夫は，「お前がついていながら，何やってるんだ！　いつまでもボーッとしていると，この子まで死ぬぞ！」と，私を怒鳴りつけました。

　「あの子が泣いていたとき，ほったらかして死なせたクセに。私はあなたのことを守ってあげたのに，何で私のことは責められるの？　どうしてこんなヤツを助けるために，あの子を解剖してしまったのだろう」——夫婦の絆はこのとき，ブチッと音を立てて切れてしまいました。

　悪いことは続くもので，この数か月後，夫は腸捻転で緊急入院し，手術を受けることになりました。しかし，退院後，1日で再発。「お前がこんなにたくさん料理を作るからだ。気を使って食べすぎたせいだ」と，私に責任転嫁しながら再入院して行きました。

　その1週間後には，10年間飼っていた犬が美容室でシャンプー中に死ぬということも起こりました。

　「1人ずつ，皆，死んでいく。最後に私だけがとり残されるのかもしれない」と，恐怖におののく日々。外出中に火事が起こり，皆，黒焦げになって死んでいるところに私が帰って来て号泣しているという夢を，毎日見るようになりました。外出するときには，ガスの元栓を締めたかどうか，100回くらい確認せずにはいられない。——本当に生き地獄でした。とてもではないけれど，子どもをもうけようという気持ちになど，なれるはずもありません。

　もう一緒にはやっていけない。私たちはそう思い，離婚を前提に別居を始めました。離婚調停での彼の主張は，「離婚はしたくない，どうしても離婚すると言うのなら，娘の親権はもらう」というものでした。

　娘が3歳になるまでは育児に専念してほしいという彼の意向で，当時の私は専業主婦でした。私が親権者になるには，仕事をしっかりとこなしている

ということがポイントになります。急いで就職活動に入りました。

　そして，就職活動中に知り合った人から，看護科のある県立高校で，病欠代理の人員を募集していることを聞きました。短期間の勤務なので，看護師の免許さえ持っていればよいとのことで，そこで働くことになりました。

　子どもを亡くした夫婦の半分くらいは離婚に至るのだそうです。離婚したいと思いながらも，それでも，夫をいつか許せる日が来るかもしれないと思い，また，娘のことも考えて，何度も彼と向き合い，また一緒に暮らしてみたりもしましたが，私たちも例外ではなく，息子が亡くなって3年後，離婚することになりました。

人のあり方，価値観に寄り添いながら行うのが，本当のコーチング

　「人を恨んで生きていった先に幸せは訪れない」——こうした一連の出来事の中で私は，そう実感しました。

　近親者との死別体験の後，残された者に怒りの感情が出て来て消えないということがよく起こるそうです。怒りの感情に身を任せている間，心は千々に乱れています。その状態が不幸なのです。

　生きていれば，いろいろな出来事が起こりますが，それはすべて外的なもの。出来事をどうとらえ，自分の気持ちを収めていくかで，幸・不幸が決まります。つまり，本書でもご紹介する「セルフコーチング」が大事なのです（詳しくは，第2章をご参照ください）。

key word 🔒
セルフコーチング

　心穏やかに生きられるということは，人間にとって最も幸せなことです。離婚により，改めて私は，「子どもを3人作って，死んだ息子を取り戻す」という執着を手放すことができました。「目標設定」が「執着」となってしまうと，人は幸せを感じることはできません。

　目標を立てても，トラウマがその達成を止めることがある。

　人は，それぞれの人生を生きている。スポーツの目標設定のように行かないことがある。

point 📍
「目標設定」が「執着」となってしまうと，幸せを感じることはできない。

　一連の体験を通して私は今，「コーチングとは，人のあり方，価値観を大切にしながら行うことが命」だと思って取り組んでいます。人の人生の重みを感じながら，気持ちに寄り添い，さらに幸せになってもらえるようにサポートするのが本当のコーチング。私のコーチングスタイルは，自身の人生の苦い体験から導き出されたものなのです。

日本のカウンセリングの限界——「コーチング」の領域に，トラウマを緩和する手法がある

　ことあるごとに息子の遺影が目の前に現れる——フラッシュバックや言葉

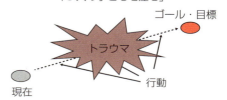

図 ゴールに向かって進もうとすると，トラウマが障害になる

によるトラウマをどうにかしてほしい。その一心で，私は心療内科をはしごしていました。カウンセリングもたくさんたくさん受けました。そのつど，優しく傾聴してくれるカウンセラー。でも，私が求めていたのは，傾聴でも，パキシル（抗うつ薬）をもらってボーッとすることでもありませんでした。

「フラッシュバックがあって子作りに励めないから，何とかしてほしい」というのが私の主訴だったのです。インターネットで調べに調べると，外国にはNLP（neuro linguistic programming；神経言語プログラミング）という分野があり，その中に，「恐怖症の治療」というものがあるらしいということがわかりました。

その分野の体験会に行き，そこの「コーチ」と呼ばれる人に私のフラッシュバックの状態を話すと，「日本のカウンセリングは傾聴中心。あなたが求めているのはコーチングだよ」と，アドバイスをもらいました。

「子どもを作る」という未来のゴールに進もうとすると，トラウマが障害になって困る，何とかしたい。これは，「進もうとするときに起こる悩み」なので，コーチングの領域での解決がベストということも教わりました（図）。

「フラッシュバックやトラウマを緩和する方法が世の中にある。この苦しみは，いつか和らぐんだ」と思えることが，私に生きる希望を与えてくれました。そして，この手法は，現代の日本の精神科や診療内科では扱わないということもわかりました。

「カウンセリングは過去を扱うもので，コーチングは未来を扱うもの」。私はまず，自分のトラウマを緩和しよう，そして，自分のトラウマが緩和されて元気になったら，こんな方法があるということを，同じ症状で困っている人たちに伝えていこうと，このとき，コーチになることを決心したのです。

そして現在，コーチとして全国の医療施設，職能団体，教育機関で人材育成のコンサルティングや研修を行うほか，会社を設立してコーチの育成も行っています。本書では，これまでに取り組んできたこと，培ってきたことをもとに，皆さんの職場で「今すぐ」使えるコーチングテクニックをご紹介します。より魅力ある職場作りをお手伝いできれば幸いです。

point
フラッシュバックやトラウマを緩和する方法がある！

第1章

医療者にとって本当に必要な「コーチング」とは

1 そもそも，「コーチング」とは何か

1 歴史と種類，コーチ認定団体

序章では，私が「コーチング」という手法と出会い，救われ，やがて自分自身も「コーチ」となって，同じように悩んでいる人の手助けをしたい，この手法を多くの人に伝えたいと思い，会社を設立するまでに至った経緯をお話ししました。本書を手にとってくださった方も，多くは，書名に掲げられているこの「コーチング」に関心を持たれたのではないでしょうか。

しかし，そもそも「コーチング」とは？　ここではまず，その定義や種類，歴史，基本構造について解説します。

point
「コーチング」とは？

「コーチング」とは，コーチする側にとっては，その人が望む状態（何かを手に入れたい，こんなふうになりたい）になれるよう，強力にサポートすることを言います。コーチングを受ける側としては，個人の生活や仕事の目標達成と能力強化を促進する認知，感情，行動の持続的変化というメリットが得られます。

コーチングの語源は，中世のころに貿易の中心地として栄えたハンガリーのコチ（Kocs）という町で製造された馬車が由来と言われています。コチの馬車はとても快適で，瞬く間にヨーロッパ全土に広がりました。短時間で旅をすることができて快適な移動手段となった「コチの馬車」は，いつしか「コチ」と省略されて呼ばれるようになりました。そして，人を快適な乗り心地と洗練された方法で目的地まで連れて行くことを，この「コチ」になぞらえて，「コーチング」と表現するようになりました。

1970年ごろからは，スポーツの分野でコーチングの有効性に注目が集まりました。1974年にティモシー・ガルウェイの出版した『インナーゲーム』は，現在のコーチングの原点とも言われています。その後，スポーツの分野からビジネスの分野まで世界各国に広がって行き，2000年になると大学生や大学院生用のコーチングコースが設置されるようになり，さらにアカデミックになってきました。

一つ一つについての詳細は，ここでは省きますが，コーチングには，インテグラルコーチング，NLP コーチング，ポジティブ心理学コーチング，行動コーチング，オントロジカルコーチング，発達コーチング，ライフコーチングなど，さまざまなモデルがあります（NLP コーチングとライフコーチングについては，後述します）。

コーチの育成やトレーニングを行う団体も，1992 年にコーチ・トレーニング・インスティテュート（CTI）が誕生し，続いて 1994 年に国際コーチ連盟（ICF），2001 年に ICC 国際コーチング連盟などが設立されています。日本でも聞いたことがあるような名前が多いですが，それは，アメリカを発端として広がったコーチングが今ではラテン諸国，ヨーロッパでも発展を遂げており，日本の団体はこれらの国をモデルとしてコーチングトレーニングを作成しているためでしょう。

こんなふうに，さまざまな団体やモデルがあるコーチングですが，私自身，いろいろな団体のトレーニングに参加してみました。その経験を踏まえた私の結論として，医療者には「ライフコーチング」[★1]と，心と体の状態管理の面で優れている「NLP コーチング」[★2]が最適だと考えています。

序章では，私自身の子どもとの死別体験や，それを機に発症した PTSD（心的外傷後ストレス障害），そして離婚……といったことをお伝えしましたが，私は何も不幸自慢をしたいわけではありません。人とのかかわりを多く持つ人は，「人生とはこんなにもいろいろなことが起き，ダイナミックで，そしてとても深いものなのだ」ということを知っておくことが，何よりも大切だと伝えたいからです。

後ほどお話ししますが，私がこれまでに出会った資格認定ビジネスで育成された偽物コーチの人々は，コーチングの「道具」を使うことに躍起になって，目の前の人を大切にすることができていませんでした。各自の人間性の問題もあるのかもしれませんが，ビジネス経験も人生経験も浅く，人を深く知ることもなく，ましてや人生観や死生観も定まっていないような人々に，人のトラウマなどを癒せるはずもありません。資格認定セミナーのコーチの多くは，健康な人々を対象としていますが，そこですらラポール（信頼関係）が切れるのですから，患者さんをコーチすることなど，到底，できないでしょう。死の淵に立つ患者さんの気持ちやご家族の心情を推し量ることもできないでしょう。

2 医療の質を上げる「ライフコーチング」力

医療の世界で生きていく中で私たちは，もののあわれを知ります。患者さんの生き死にや，病と闘う姿を見せていただきながら，自分の人生観や死生

---

notes ★

★1 ライフコーチング
スポーツコーチングやビジネスコーチングのように領域を限定するのではなく，人生の全領域にまで視野を広げて行うもの。ライフコーチには，対象の人生における目標が，対象の価値観と調和し，バランスをとりながら実現することをサポートするという，全人的なアプローチが求められる。

★2 NLP コーチング
1970 年代初頭に創始された NLP（神経言語プログラミング）とは，優れたコミュニケーターや成功者の持つ「よいパターン」を研究し，基本モデルとテクニックとして確立したもの。この基本モデルとテクニックを活用しながら行うのが，NLP コーチング。

観が確立されてきます。つまり，医療者はその尊い仕事を通じて，人として生きていくというのは「生老病死」という4つの苦しみも一緒に背負うことなのだ，ということを深く理解するのだと思うのです。

患者さんやご家族の悩み事を聞き，目標達成を促すのは，真摯に医療を行っている医療者にしかできないことだと，私は思っています。人の生命（life），生き方にかかわる「ライフコーチ」は，人として成熟した状態にあり，人の人生の重みを感じることができ，対象の価値観を大切にしなければならないからです。そのような意味から，私は医療者こそ「ライフコーチ」にふさわしいと思っています（ライフコーチングの実践事例は，第3章でご紹介します）。

いろいろな団体がコーチを育成していますが，センシティブな状況でもコーチングができるような人物であるかどうかを見極めて資格認定することが大事ですし，認定試験に合格した人たちも，謙虚さを持ち続ける姿勢がなければならないと思います。私の会社がコーチ認定を医療従事者に限定しているのも，こういった思いからです。

現在，残念ながら日本でコーチング離れが起こっているのは，コーチングを資格認定ビジネス化させてしまった企業の責任によるところが大きいと，私は声を大にして言いたいのです。

人の学習や成長，変化を促し，望ましい状態を手に入れることができるコーチング。本来は素晴らしいものであるコーチングが誤解されたままではいけない。本当のコーチングの素晴らしさ，可能性を伝えたい。こんな思いで活動を続けています。

子どもを亡くした体験からPTSDやうつ症状で苦しんだ私が元気を取り戻して，こんな活動ができるようになったのも，すべてコーチングのおかげです。

② 実践的な考え方とスキル

以上を踏まえて，ここでは実践的な考えとコーチングのスキルを紹介します。本文中に記載している「コーチ」は，読者の皆さんそれぞれの立場に置き換えて考えてみてください。

1 相手のモチベーションを高める言葉選び

●「腰がよくなったら，まずは何をしたいですか」

看護師が患者さんにこんな質問をしたら，患者さんは何と答えるでしょうか。

「そりゃ，まずは食べ歩きだな！　もう病院のご飯は勘弁してもらいたいからな」「心配をかけた妻と，まずは温泉でゆっくりしたいなあ。草津にでも行くかな」なんて答えてくれるのではないでしょうか。患者さんも，答えるだけで退院後の未来を想像し，ワクワクしている様子が目に浮かびますね。それは，この言葉に含まれている「前提」によるものです。その「前提」とは，「腰がよくなるという肯定的な前提」です。

コーチの使う言葉や質問は意図的で，答えるだけで人を元気にすることができます。それは，これらの言葉や質問に「肯定的な前提」を使うからできるのです。

では，次の言葉はどうでしょうか。

●「もし，腰がよくなったら，何をしたいですか」

さっきの言葉に平仮名の「もし」がついただけですが，どうでしょう。

「もし」がついただけで，「腰がよくならないかもしれないという前提」に一気に変わってしまいますね。

言葉というのは不思議なもので，たった2文字が付け加えられただけでも，全く意味が違ってしまいます。言葉は慎重に選ぶ必要があるのです。

私たちも日常でよく，「もし，私が引き受けたとしたらの話ですけど……」「もし，参加できたらですけど……」などと，「もし」を使うことがあります。表現を和らげたいときや，断言するのをためらうようなときなどに便利なこの「もし」ですが，自信のないときや，責任が自分1人にかかるのを避けたいときなどにも使うことがあります。

そのため，「もし」を使うときは，責任から逃げているような，何か潔くないような感じを相手に伝えてしまう可能性があります。

たとえば，上司としての立場で皆をリードするときや，教員としての立場で学生に指示するときなどには，しっかりと断言することが大切です。そうでなければ，「もし，来週の月曜日までに資料を出せる人は出してみてください」というような，曖昧な言い方になり，指示された方は，「資料を出さないといけないの？　出せる人だけでいいの？」と迷うことになるからです。

この「もし」という言葉は使い勝手がよいので，ついつい口癖のように使ってしまうことがあり，要注意です。コーチの言葉は影響力が強いので，日ごろから言い切ることのできることに関しては「言い切る」というスタンスが大事です。

ではさらに，次のような質問になったらどうでしょう。

●「腰がよくなったら，何から始めますか」

言葉は「何を」したいから「何から」始めるというふうに変わっただけで

---

key word 🔒
肯定的な前提

key word 🔒
「もし」

すが，この質問に答えることを想像するだけで，「できることがたくさんある，退院後はいろんなことをやろう」というように，「早く退院したい」とモチベーションが高まると思いませんか。

「何を」を「何から」という言葉に変える――「やりたいこと，やってもよいことが複数ある」という前提を使うと，短い質問をするだけで患者さんの答えは広がり，退院後のイメージが膨らむので，どんどん元気になっていくのが想像できるのではないでしょうか。

こんなふうに，コーチの使う言葉は，相手のモチベーションを高めて，未来の可能性を開きます。よいコーチは，偶然に言葉を扱うのではなく，相手の可能性の扉を開くために，意図的に言葉を選んでいるのです。質の高いコーチは，よいことは膨らませ，嫌なことや悪いことは一時的なものとして，すぐに過去形にし，できるだけリソース（個人の資質，資産）とする。こんなスタンスをとります。

では，嫌なことや悪いことを一時的なものとし，すぐに過去形にし，できるだけリソースにする，というのは，どのようなことか，具体的に考えてみましょう。

たとえば，あなたと同じ病棟のスタッフがインシデントを起こし，泣いているとしましょう。そのようなとき，皆さんはどのような声掛けをしますか。

● 「インシデントは誰でも起こす可能性があるんだから，気づけてよかったじゃない」

こんなふうに励ます人も多いでしょう。しかし，それで本人が冷静になったり，涙が止まったりすることはないかもしれません。それは，まだ相手の「感情」が優位な状態（連合）にあるからです。

このようなとき，コーチは，質問によって，冷静で「思考」が優位な状態（分離）に相手をリードします。たとえば，次のような質問をします。

● 「このことからあなたが学んだことは何？」
「このことは，あなたに何を教えてくれたの？」

これら2つの言葉の前提は，「インシデントから学んだことがある」「インシデントは，何かを教えてくれている」ということですね。こうした前提を含んだ質問をしていくことで，連合状態にあって感情優位になっているスタッフは，頭の中で学んだこと，インシデントが教えてくれていることを考え出します。つまり，感情より思考が優位になっていくので，自然と涙が止まり，分離の状態になって，冷静にインシデントのことを整理することができるようになるのです。

人は，失敗したときには自分を責めていることがほとんどなので，他者か

---

point
モチベーションを高め，可能性を開く言葉を，意図的に選ぶ。

key word 🔒
リソース

key word 🔒
連合，分離

らなぐさめられてもあまり気分が変わることはありません。しかし，こんなふうに冷静に考えることを促す前提を持つ質問を使うことで，相手を次のステージへと進めることができるのです。

これが，嫌なことや悪いことは一時的なものとして，すぐに過去形とし，できるだけリソースにする，というやり方です。

自分が多く語るよりも，上質な質問で相手のやる気を引き出していく，つまり，相手の気分を安定させたり，上昇させたりしながらかかわる。これが，コーチの技です。

point
嫌なことは一時的なものとして，すぐに過去形にし，リソースに変えていく。

2 肯定的なスタンスを崩さない「あるある思考」

1 「ないない思考」と「あるある思考」

図1に示した2つの円を見てください。どちらが気になるでしょうか。ほとんどの人が，右側の少し欠けている円の方に目が行くと答えます。人は，完璧なものよりも，少し欠けているところが気になるようにできているのかもしれません。

円を人に置き換えて考えたとしても，長所よりも短所の方が気になりますし，できているところよりもできていないところ，または，問題点をクローズアップしてしまいがちです。

このような傾向を私は，「ないない思考」と呼んでいます。多くの人が「ないない思考」なのですから，努めて「あるある思考」の時間を作っていきたいものです。

一方，「あるある思考」とは，短所ではなく，長所に目を向けることを言います。「あの新人は，記録の書き方はまだまだだけど，コミュニケーションはいいな」とか，「報・連・相はよくできているな」など，よい部分を評価していくことができたら素敵ですね。

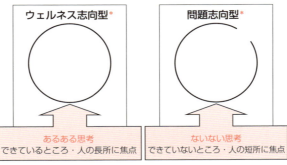

図1 人の考え方の癖

2 コーチ自身が肯定的なスタンスを崩さない

　自然に任せていると「ないない探し」が始まっていくので，意図的に「できたこと」に焦点を当てる時間をとることが大切です。

　たとえば，新人看護師に，「できなかったことは何？」と聞いた後に，「今日，よかったところと，できたところは？」という質問もする。コーチング的な物の見方が指導者に定着してくると，こういった指導を受けた新人がプリセプターになったとき，同じように後輩に対して質問することができるようになります。コーチングの風土は，こんなふうにして継承していくことができるのです。

　大切なのは，物事のマイナス面や欠けているところだけを見る癖を直すことです。悪い面だけでなく，よい面に焦点を合わせることで，常に出来事や人の可能性を見出すことができます。常にこのようなスタンスでいればこそ，悪い出来事からもリソースを発見するための質問をすることができるようになるのです。

　よく，コーチングのための質問集のような本が売られていますが，大切なのは，言葉の言い回しを覚えることではありません。出来事や人を両面から見ることができ，すべてのことからリソースを発見しようとするコーチの「あり方」がしっかりできていれば，よい質問は永遠に涸れません。

　コーチ自身が肯定的な側面を見続けるスタンスでいることが大事です。コーチとして人々の人生にかかわっていく人は，相手の四苦八苦する苦しみを深く理解できなければならないと，私は思います。

　次項でご紹介しますが，ある「偽物コーチ」に，「悪いことを引き寄せるから，病気になることは考えない方がよい」と言われたことがあります。このような発想に至るのは，「病気は悪いこと」という浅い理解しかしていないからです。病気には，痛みや後遺症といったマイナス面だけでなく，周囲の人々の優しさに気づいたり，生活習慣を見直すきっかけになったりするというプラス面もあるのです。

　また「コーチならば，こうした四苦八苦に悩まされることがない」かと言うと，それも違うと思います。人として生きていく中で苦しいと感じることは，コーチだって苦しい。だからその苦しみを早く取り除いてあげたいと願うのです。

　ただ，コーチは，物事の肯定的な側面を見ることができるし，コーチングの技もたくさん備えているため，立ち直るのがとても早い。最短で自身をマネジメントすることができるので，他者のサポートができます。こうしたあり方を持つ人が，コーチとして適任でしょう。

point
意図的に「できたこと」に焦点を当てる時間をとる。

key word 🔒
パワフルな信念

コーチングの前提として，コーチたちが意識している，「パワフルな信念」とも言われる言葉をご紹介しましょう。

・失敗はない。フィードバック（結果・学び）があるだけだ。
・すべての人は，幸せになるために生きている。
・私たちは，すでに必要なリソースをすべて持っている。
・すべては，ベストなタイミングで起こる。
・人は，いつでもベストの選択をしている。
・人生にムダなことは，何1つない。
・乗り越えられないことは起こらない。
・リソースは，追加したり創り上げたりすることができる。
・すべての行動には，肯定的な意図がある。
・どんなことでも，適当なサイズにすれば達成可能である（チャンキング）。
・誰でも何でもできる。誰かにできることは，モデリングすることで可能になる。
・「選択肢がある」のは，「選択肢がない」よりよい。
・あなたは最善を尽くしているし，さらに改善できる。
・あなたは自分自身の現実を創っている。
・クライエントが答えを持っている。
・理解したいと思うなら，行動することだ。
・チャンスの女神には，前髪があって後ろ髪がない。
・失敗は成功の母である。
・人は自分の地図で現実に反応している。現実そのものに反応しているのではない。

何とも勇気の出る言葉ですよね。

偉大な発明家，トーマス・エジソンは，フィラメント実験に失敗し続けたとき，「俺は失敗なんてしていない。1万通りのうまく行かない方法を見つけたのだ」と言ったとか。偉業を成し遂げる人のあり方は，やはり素晴らしいですね。こうした精神性を保っているからこそ，成功するのだということがわかります。

言葉遊びレベルにとどまっているコーチングが多く見受けられますが，本来は，自分自身の限界を突破して力強くゴールをねらいに行くのがコーチングの面白さであり，よいコーチは相手の行動変容を促し，結果として目標を達成させることができるのです。

3 本物のコーチングと偽物のコーチング

1 教わりたいコーチと教わりたくないコーチ

私は幼いころから運動が好きで，小・中・高とソフトテニスをやっていま

した。盆・暮れ・正月の３日間くらいの休み以外はすべて練習，練習。いつも日焼けで真っ黒。高校もソフトテニスでの推薦入学でした。「あいつに勝って，あの県に勝つ！」，青春を運動に捧げていた私は，常にそんなことで頭が一杯でした。

このような経歴を持つので，比較的若いころから「コーチ」と名のつく人にたくさん出会ってきたと思います。特に，高校時代に国体に出場する選手に選ばれたときには，自分の高校の顧問やコーチ以外に，県が選手の強化を目的に派遣依頼するコーチ陣から「コーチング」を受ける機会が増えました。

コーチに選ばれる人たちというのは，基本的に，選手時代の実績がよい人です。しかし，不思議なことに，華々しい実績を持っていても，「この人に教わりたくない」とモチベーションが下がるコーチもいれば，反対に，選手としての実績はあまりなくても，「この人のためにも絶対に勝ちたい！」と，やる気がマックスになるコーチもいました。

子どもながらに，「この差は一体，何なのだろう？」と思っていましたが，コーチングを学んで，私自身もコーチとなり，この違いはコーチ自身の「あり方」と「前提」，そして，「教え方」と「言葉の使い方」であることがわかりました。

② 名選手，名監督にあらず

私が指導を受けた際，モチベーションが下がったコーチは総じて，「こんなに教えているのになんでできないんだ！　やる気あんのか！」系でした。

できないのは，選手の能力が低いせい，やる気がないせいにする。こちらが失敗すると鼻で笑う。人格的にも尊敬できないし，むしろ，試合に勝って「俺の指導のおかげで勝てたんだ」と言われるのは不愉快きわまりないとさえ思っていました。

自身が名選手であるというだけでは名監督（コーチ）にはなれません。運動神経がよい人は，難しい技術でもパパッと習得してしまいます。そのため，ほかの人がなぜできないのかが理解できません。

point 📍
難しい技術であっても，細分化して１工程ずつ覚え，最後に統合すれば，習得できる。

しかし，どんなに難しい技術であっても，結局は一つ一つの動作の組み合わせ。細分化して１工程ずつ覚え，最後に統合すれば，たいていのことはできるようになります。

以前，授業を見学させてもらった小学校の体育の先生は，低学年の子どもたち全員に，なんと３時間で「跳び箱」を跳ばせることができていました。

はじめの１時間は，助走からのジャンプの感覚をつかませるため，ロイター板を両足で踏み切って跳び箱にまたがるまで。子どもたちは面白がってやっていました。

次の１時間は，跳び箱の真ん中にまたがった状態から，先生が子どもの背

中に手を添えながら，腕の力を使って跳び越えて着地するまでを。これも，難なく全員ができるようになりました。

　そして最後の1時間は，いよいよこれまでの一連の動作を統合。助走をつけ，ロイター板を踏み切って跳び箱の前の方に手をつき，勢いよく跳んで着地！　見事，3時間で全員が跳べるようになりました。

　この先生は，「技術は細分化して教える」というティーチングの基本を徹底していたのです。

　自分はできるから，できない人のことが理解できない。できないのは，相手のせい。たまたま「できる人」が出て来たときは，「自分が教えたからだ」と，手柄を独り占めする（できる人は，誰がコーチであってもできるものです）。――これでは名コーチにはなれません。

　難しい技術を小さく分解して，どの部分ができないのかをつかみ，励まし，サポート。最後にはどんな人であってもその技術が「できるようになる」。こうした教え方のできる人が名コーチであると私は思います。

　選手がその技術を習得できないとき，選手のせいにするのはダメコーチ。自分自身の指導力のなさが原因と考え，指導を工夫するのが名コーチ。これは，医療の世界で先輩が技術を教えるときであっても同じです。

　皆さんのまわりには，名コーチで名監督が多いでしょうか。それとも……でしょうか。

3　自分自身がダメコーチになっていた

　高校の教員としてテニス部の顧問をしていたとき，この「名選手，名監督にあらず」をいうことを，身に染みて感じていました。

　教えても教えても，なかなか勝てない生徒たち。

　「私立高校のスポーツ推薦の生徒と比べたら，そもそもうちの生徒には『勝ちたい』という気持ちが足りないんだよな」とか，「うちの高校は他校と違って，看護科や福祉科や食物科には実習もあるから，なかなか部活に専念できない。最初から条件が悪いよなあ」と，いつしかそんなふうに自分をなぐさめるようになっていました。

　しかし，そんなある日，残業で帰りが遅くなってしまったことがありました。部室の戸締まりを確認するためにテニスコートに行くと，なんと暗がりでライトもつけずに必死で練習している生徒たちがいたのです。ライトをつけていると，遅くまで残っていることがほかの教員にバレる。そうすると帰されてしまうので，暗がりで練習していたのです。暗くてもできる素振りや，ジャンピングスマッシュの踏み切り，肩を強くするための自転車のチューブ引き。その光景を見て，愕然としました。

　「生徒にはこんなにもやる気がある。ダメなのは私の方だ。自分自身が，あ

---

key word 🔒
ティーチング

point 📍
名選手，名監督にあらず。できる人ほど，できない人のことが理解できないもの。

んなに嫌いだったダメコーチになってしまっている」——私に指導力がない。だから勝たせてやれなかったのです。それを生徒のやる気や環境のせいにしていた自分自身の弱さに気づき，悔しくて悔しくて，涙が止まりませんでした。

「こんなことじゃいけない！」と，その日から私は生まれ変わる決心をし，ありとあらゆる教え方を学びました。体育や社会，英語に国語，数学に理科といった他の教科の先生方の授業の見学と研究。講義後の授業評価アンケートはもちろんのこと，どの先生のどんな教え方がわかりやすいのかを生徒に教えてもらって，ティーチングの基礎を身につけ，そして同時にコーチングやメンタルトレーニング，NLP などの状態管理の分野も，むさぼるように学びました。

4 資格認定ビジネスで育成された，「偽物コーチ」たちとの出会い

幼いころからスポーツコーチングにはなじみの深かった私ですが，改めてさまざまな分野のコーチングや，NLP，メンタルトレーニング，交流分析，認知療法などを学んでわかったことは，それらは「資格認定ビジネス」であるということでした。

大学を卒業したばかりでビジネス経験もない若者が，200 万円のお金を払って 10 日間程度のトレーニングを受け，「○○認定コーチ」という資格を取得する。そして，その合格者が新しい受講者のロールプレイの相手を務め，総勢 100 人近くで資格認定のトレーニングを行う。——ちょっと考えてみれば，とても乱暴な育て方です。

序章でも述べたように，私は息子を亡くして，大きなトラウマを抱えました。とにかくこのトラウマを何とかしたいと焦っていた私は，わらにもすがる思いで何百万円と支払い，トラウマを克服するためのトレーニングをいくつも受講しました。しかし，「○○認定コーチ」と名のつく人たちに出会えば出会うほど，「何か変だなあ」と感じることが多くなりました。

人の目を見て話すこともできないような，明らかにコミュニケーションに問題がある人，「俺のコーチングを受けておきながら，できないなんて言わせない」と，上から目線で言ってくる人，自身が「うつ病」でカウンセリングに通っている人など，「この人みたいになりたい」とは思えないような人たちばかりでした。

「コーチを認定する団体」が「モデリング」★ということを教えているにもかかわらず，その団体が育成しているコーチを手本にすることができない現実。そして，ここでコーチと言われる人たちは，いくつもの団体のコーチとやらの称号を持ちながら，自分自身のコーチングのお客さんを持っていないことにも，とても違和感を覚えるようになりました。

notes ★

★ **モデリング**
観察学習。学習者が熟達者の行為をまねすること。コーチング領域では，自分にできないことは，熟達者をモデリングすることでできるようになるとされている。

5 トラウマを緩和するテクニックを習得するはずが……

先輩「コーチ」たちとのロールプレイ形式で，「恐怖症の克服」という難しいテクニックを習得する資格認定セミナーに参加したときのことです。

当時の私は，フラッシュバックの症状に苦しんでいました。授業中，突然，息子の遺影が黒板に映る。動悸がし，不安でたまらなくなって，娘の無事を確認するため，娘の通う小学校へと走り，娘が生きていることを確かめる。それも，1日に何度も。

このようなことを繰り返していたら，いずれ仕事も続けられなくなってしまう。離婚調停中であり，仕事ができなくなれば親権を失ってしまうという恐怖心や焦りもありました。早くトラウマを克服しなければという強い思いで，このセミナーに申し込んだのでした。

そしていよいよ，待ちに待ったセミナーの日。

私のロールプレイの相手は，およそ社会人経験ゼロであろうと思われる若い男性「コーチ」でした。その彼が，「ああ，ちょっとダメだな。もう1回。葬式のときのホラッ，息子さんの写真のシーンから巻き戻してみて。はいっ」と言ったのです。乱暴なその言い方に，私はムカッとしました。

「子どもも持ったことがなく，もちろん，子どもを亡くした経験もない。この若いコーチ？　とかいう人に，私の一番悲しかった出来事を話したくない」「どんなに素晴らしい技術なのかは知らないけど，こんな人に干渉されたくない。こんなのは偽物だ！」

ウン十万円も払って待ちに待って参加した結果がこれか……。私は絶望に陥り，このときのことが，逆にトラウマになってしまいました。

ほかにもさまざまな団体が主催する資格認定セミナーに通ってみましたが，こんなふうなところばかりでした。

6 語ったり教えたりしているから「コーチ」なのではない

私は，日本にコーチングを持ち込んだと言われる会社に勤めていた人たちと親交が深いのですが，その人たちは口を揃えて，「あの会社はコーチング的ではない」と言うのです。

まず，当時の社長がワンマンでトップダウン型の人であり，会社はいつも社長の怒鳴り声で満ちていたと言います。社員も研修ではコーチングのテクニックを教えていますが，社内では全く活用せず。社員のやる気を伸ばし，承認し，目標を達成させるムードはまるでなく，むしろクライエント先の会社の方がコーチング的だったと言うのですから驚きです。

この会社は，「日本の企業や学校内に1人のコーチを」をスローガンに掲げてコーチの認定事業を行っていますが，育成されたコーチの名でコーチング

によって生計を立てている人は，1人もいません。

　こんなふうに，コーチングの会社でコーチングを教えているけれど，自分はコーチングができないという人はたくさんいます。つまり，そういう人たちは「ティーチング」しかできない人なのです。

　また，コーチングの言葉の意味や歴史をいくら知っていたところで，自分自身がコーチ的でなければ机上の空論。こういう人は，「コーチング」という教科を教える「ティーチャー」にすぎないのです。

key word 🔒
ティーチャー

　ここで言う「ティーチャー」は，その直訳の「先生」とは違います。学生や受講者から，「この人から教わりたい！」と，尊敬されるような人のことを指します。教員の資格を持っていて，人から「先生」と呼ばれるから偉くなったと勘違いしている人もたくさんいますが，できないことを学生や受講者のせいにするような人は，先生でもコーチでもありません。ただの「その教科を教える係の人」です。

7　相手から価値を認められたときに本物の先生・コーチとなる

　教員を辞めて独立し，受講料1,000円で初めて自主セミナーを開催したときの参加者はたったの15人。愕然としました。

　学校で教えているときは，目の前にいつも生徒が大勢います。生徒にいくら上手に教えられたとしても，その生徒は学校が集めた人たちです。言わば，学校のお客さん。やはり，自分の研修に自分で受講料を払って参加するという人を集められなければ，本物ではありません。

　初セミナーの後，私は，「一から出直さなければ」と，襟を正さずにはいられませんでした。学校が集めた生徒から「わかりやすい」とほめられて調子に乗っていた自分が，とても恥ずかしくなりました。

key word 🔒
「先生」

　教員になったばかりのころ，学年主任から，「『先生』と呼ばれるようになると，慢心が起こる。いつまでも謙虚な気持ちでいなさい」とアドバイスされたことがありました。今でもこの言葉を胸に刻み，教え方の研究と努力を重ね，謙虚であり続けたいと思っています。

　自分の力だけで受講者を集めてみようと挑戦しなければ，自分の本当の実力を知ることは一生できません。

　人に教える立場や影響を及ぼす立場にある人は，自分自身も常に高みを目指してチャレンジしていますが，この姿勢が何よりも大事だと思います。

　ある研修で，スタッフが少ないため，講師自ら資料を配らなければならないことがありました。そのとき一緒になった講師が，「こんな仕事を自分にさせるなんて」と，ひどく憤慨していました。また，そのときの司会者がその講師を「○○先生」と呼ばなかったことに対しても頭に来ていたようでした。

22　第1章　医療者にとって本当に必要な「コーチング」とは

研修によっては，参加者の方が私より年上であることも多く，「奥山さん」と呼ばれることも少なくありません。「まあ，しっかりやってよ」と声をかけられることもあります。でも，そんな方たちも，研修が終わると「奥山先生」と呼んでくれるようになり，ていねいな接し方に変わります。要するに，相手が私の伝えたことに何かしらの価値を認めたときに，相手にとって「先生」になるだけなのだと思います。

8 コーチのあり方

その分野では有名で，本を何冊も出している「コーチ」に，「ご自分のお子さんが病気になったとしたら，どのようなコーチングで乗り切るのですか」と聞いてみたことがあります。

研修でいつも，「病は気から」的なことばかり言うので，この人自身が逆境に陥ったらどう乗り越えるのか，たずねてみたくなったのでした。すると，予想していたとおり，「僕は，自分の子どもは病気にならないって決めているんだよ。そんなことを考えていると，子どもの病気を引き寄せるから，やめた方がいいよ」という答えが返ってきました。

以前から，この人の研修や講演は自己啓発的だなあと思っていたので，「ああ，やっぱり」という感じでした。もちろん，「病は気から」ということもありますが，それでも病気になってしまうことはあります。

耳に優しい言葉だけを並べて，本が売れている，セミナーが人気だからと言って，「よいコーチ」だということにはならないのだと，改めて実感しました。

point 📍
よいコーチ，本物のコーチとは？

では，どんな人が「よいコーチ」なのでしょうか。これまでに，たくさんの偽物コーチとも出会ってきましたが，「本物コーチ」と呼べる人とも数多く出会えたおかげで，今の私があります。

本物のコーチというのは，「あり方が素晴らしい人」です。その人といると何かできるような気がしたり，自信が湧いて来て何かに挑戦したくなってきたりするような人です。

人格に一貫性があり，安定していて，余裕がある。必要なときには正しくフィードバックをしてくれる。フィードバックの言葉は人格を否定しない。自身も常に高みを目指して挑戦し，達成して，成長を続けている。魅力がにじみ出ていて，正直で素直で自分を受け入れている。高い目標を持ってはいるが，かたくなではなく，しなやかで柔軟性に富む。かける言葉は人の可能性を引き出し，時に勇気がみなぎる力強い口調のこともある。すべての言葉は意図的で論理性も高い。相手の成長と可能性を信じ続け，相手に行動をとらせ，目標を達成させることができる。そして，コーチのあり方とスキル自体も暗黙知ではなく，形式知として伝承できる能力を持つ。こうした素養を

備えた人が「名コーチ」です。

　皆さんのまわりにも「名コーチ」がいませんか。肩書きがある，資格を持っている，本をたくさん出していて有名である，などといったこととは関係ありません。こうした素養を持ち，心から人を大切にし，人を成長させ，幸せにできるのが本当の「名コーチ」です。

　前述の，「恐怖症の治療」テクニック習得のセミナーで出会った「偽物コーチ」は，私のことを全く見ていませんでした。「息子さんの葬式の写真のシーンから巻き戻してみて。そんなんじゃトラウマは消えないよ！」と言われた私の目に涙がにじんでいたことに，彼は気がつきませんでした。自分がテクニックを披露して，そのテクニックを成功させることしか考えていなかったからでしょう。「策士策に溺れる」とはよく言ったもので，テクニックばかりに気をとられていると，すぐに相手と信頼関係が切れてしまいます。

　実際，私はこの「偽物コーチ」のいる団体ではないところで「恐怖症の治療」を受けましたが，トラウマは見事に軽減され，怖くなくなりました。このテクニック自体は，本当に素晴らしいものだと実感できたのです。

　医療の現場にいると，患者さんが亡くなっていく場面を見ることも多く，中にはそれがトラウマになってしまう人もいます。医療者がこのようなトラウマを軽減できるテクニックを使えるようになれば，どれほど希望をもたらすことでしょうか。

　しかし，どんなに素晴らしい道具（＝コーチングのテクニック）であっても，道具はただの道具にすぎません。目の前で涙を流している人から目を離してはならないし，その人を大切にするための道具として使うことが大事です。道具を使うことに夢中になってしまっては本末転倒。こうしたことをわかっている人がコーチでなければなりません。

point 📍
人生観，死生観をしっかりと持ち，さまざまな人の人生に触れ，学ぶ。

　また，人生観や死生観をしっかりと持つこと，いろいろな人の人生に触れること，さまざまな境涯にある人々の話を寄り添って聞くこと，そして，人から学ぶこと。こうしたことなしに，「名コーチ」にはなりえません。なぜなら，コーチがかかわるのは「人」だからです。

　中には，「目標」を掲げ，大きな声で励ますだけの「コーチ」もいますが，これもまたダメコーチです。名コーチは，人をよく知っていて，人の肉体的・精神的な限界も熟知していて，そうしたベースの上で，相手の価値観を大切にしながら行動を促すことができます。ゆえに，高い目標を達成させ，成功させていくことができるのです。

　私は，医療者には名コーチになれる人がたくさんいると思っています。実際，私が行うトレーニングを通じて，多くの名コーチが生まれています。皆さんにもぜひ，名コーチを目指していただけたら幸いです。

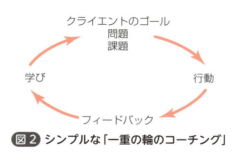

図2 シンプルな「一重の輪のコーチング」

4 リソースフルな状態から目標達成へと導くテクニック

　さて，コーチングの基礎知識やその魅力を，私自身の体験を交えながらお話ししてきましたが，ここからは，いよいよ，魅力的な職場作りのために「今日から使える」コーチングのテクニックをお伝えします。

　基本となるのは，「一重の輪のコーチング」と「二重の輪のコーチング」の2種類。読者の皆さんにとって身近な場面に当てはめながら，具体的に説明していきましょう。

1　シンプルな「一重の輪のコーチング」

　「一重の輪のコーチング」とは，相手の目標を明確にし，ゴールを達成して得られるものを引き出し，相手をリソースフルな状態に保ちながら計画を立てていく，というシンプルなものを言います（図2）。

　この次に示す「二重の輪のコーチング」は，信念の変化を必要としますが，「一重の輪のコーチング」は，4つの質問のパターンを理解すれば簡単にできるようになります。巻末に掲載した「コーチングシート」を使用しますが，この質問の仕方を覚えなければならないというわけでもありません。回数を重ねていけば，質問は自然と頭に入って来ます。安心して，シートを見ながら行ってみてください。

　ここでは，目標管理面接時やキャリアコーチングの際の参考にしていただけるよう，シートのフレームのとおりに進めた実際のコーチング場面に解説をつけて紹介します。なお，「4つの質問」に該当する質問は，下線で示してあります。

Case Study
部署異動を目前に控え，不安を表出する5年目看護師〔動画あり〕

　都内の大学病院に勤務する堤さん。看護師経験も5年目となり，リー

ダーシップを発揮し，病院の課題も理解できるようになりました。来月から，部署を異動することが決まっています（堤さんの語りは，動画で傾聴してください）。

こうした状況では，シンプルな「一重の輪のコーチング」がぴったりです。

① ゴールを決め，目標を明確化する

「一重の輪のコーチング」はまず，<u>「こんなふうになったらいいなあ，とか，こんなことを手に入れたいなあと思うことは何ですか」</u>と，問いかけることから始めます。ここで大切なのは，相手の「〜したい」（want to 〜）という「欲すること」を引き出すということです。

よく，目標管理面談などで「今，困っていることや悩んでいることは？」という問い掛けから入って行く人が見受けられますが，そうすると，「困っていること」や「悩んでいること」ばかりが引き出され，「やっと業務ができるようになったのに異動なんて……。○○病棟は厳しいスタッフが多いと聞いていますし，まわりの人になじめるのか，業務を覚えられるのかと，毎日不安で眠れないんです」という内容になっていきがちです。

ですから，「こんなふうになったらいいなあ，こんなことを手に入れたいなあ」という，「欲すること」というフレーム（枠組み）で聞くことが大事なのです。この場合は，「こんなふうになったらいいなあ，こんなことを手に入れたいなあと思うことは？」という質問が，1つのフレームです。

人は，一度に1つのことしか考えられません。「こうなったらいいなあ」ということを考えて相手の質問に答えながら，悩み事も同時に考えるということができないので，この質問に答えることでだんだんとモチベーションが高まってくるのです。

コーチングとは，単に決まった質問を機械的に聞くということではなく，肯定的な質問に答えることを通して相手の心の状態をよいものに保ちながら（状態管理）進めて行くという技法なのです。

ついつい否定フレームを使ってしまう，愚痴や不平不満を引き出すことが癖になっている場合はどうすれば？

中には，コーチングトレーニングを重ねても，どうしても「困っていることや悩んでいることは？」と聞くことが癖になってしまっている人もいます。その場合は，「肯定フレームをなかなか覚えられない」とがっかりするよりも，「まだまだ，自分の焦点が否定的な側面ばかりに合っているということを教えてくれているのかもしれない。ということは，肯

---

point
「一重の輪のコーチング」で大切なのは，相手の「〜したい」（want to 〜）を引き出すこと。

key word
フレーム

key word
状態管理

26　第1章　医療者にとって本当に必要な「コーチング」とは

定的な側面に焦点が合ってくれば，もっともっと幸せを感じることができるということだな」と，前向きにとらえていきましょう。

そこに気づけることが，人生をより豊かにするのですから，まんざら悪いことでもありません。

「こうなったらいいなあ，なんてことはありません」「人生でそんな甘いことを考えたりしたことはないです」と言うかたくなな人はどう理解？

また，少数ですが，肯定フレームで聞いているのに，「ありません」という天邪鬼(あまのじゃく)な人や，「こうなったらいいなあなんて，人生でそんな甘いことを考えたりしたことはないです」と，かたくなな答えを返してくる人もいますが，動揺しないようにしましょう。

「欲すること」とは，つまり，欲求です。欲求がないというような人は，すでに生きてはいないでしょう。こうした答えを返してくるような人々は，あまり幸せそうには見えないと思います。感情が安定せず，何か強がっているように感じるかもしれません。

こうした人は，「こうしたい，ああしたい」という欲求を表現したことで，近親者にひどく叱られたという経験を持っていることが多いものです。「欲求を持っていい，表現してもいい」という許可が自分の中にないので，強がっている本人の幸福感は薄く，多くの悩みを抱えていることがほとんどです。

こうした人や，現在，悩みの真っ只中にいる人は，不平不満，困り事や悩み事をたくさん話してくるかもしれません。そのようなときは，ある程度話を聞いたら，「では，どうなったらよいのか」「どうありたいのか」を聞いてゴールを設定します。不満があるということは，それらがない状態，解決した状態がよい状態のはずですから，そこをゴールとします。

堤さんが，「やっと業務ができるようになったのに異動なんて……。○○病棟は厳しいスタッフが多いと聞いていますし，まわりの人になじめるのか，業務を覚えられるのかと，毎日不安で眠れないんです」と訴えてきたとしたら，「そうだよね」と，共感しながらも，「まわりの人になじめず，業務について行けず不眠に悩む未来」がいいのか，「3か月もすれば，まわりのスタッフにもなじんで，業務もスイスイこなしている自分」でありたいのか，自分と向き合えるようにサポートします。

ここでも最初と同じで，「何か月後に，どんなふうでありたいのか」と問いかけて，ゴールを設定していきます。よいコーチとは，傾聴はもちろん大事にしますが，単なる不安の表出や愚痴，不平不満で終わらせず，

---

point
欲求のない人はいない。「〜したい」(want to 〜)の肯定フレームに抵抗する人は，欲求を表現してよいという，自分自身への許可がない場合が多い。

point
否定的なゴールしか出て来ないときは，否定的な要素が解決した状態をゴールに設定するとよい。

point
傾聴することは大切にしつつ，必ずゴール設定をする。

必ずゴール設定をすることができるというところが，大きく違うところなのです。

　ゴール設定で大切なことは，2つあります。

　一つは，「数値化できるくらい明確で肯定的なものに期日を入れ，なおかつ，自分の目標とすること」です。

　堤さんがまず「こうなったらいいなあ」と思っていることは，「どんな状況にある患者さんの課題も解決できる看護師になりたい」というものでした。

　すかさず，「いつまでにそうなりたいのですか」と質問すると，「5年後までにはそうなっていたい」とのこと。

　ゴールの設定で大事なことは，「いつまでにそのゴールを達成したいのか」という期日を明確にすることです。「『今度』と『お化け』は出たためしがない」と言われるように，「いつかこうなったらいいなあ」と思いながら達成できていないことが，私には山ほどありますが，皆さんはいかがでしょうか。

　やりたいことがあっても，期日を明確に決めなければ，日常の忙しさに流されて，ついつい先延ばしにしてしまうのが人間です。「夢には期日を入れなければ，達成できない」と，心に刻んでおきましょう。私も，これまでに何冊かの本を出版していますが，締め切りがあったからこそ形になったと言っても過言ではありません。

　「〇月〇日までにこうなる」と，しっかりと口にするからこそ，言った後で，「あれ，やっぱり2か月じゃ厳しいな」ということにも気がつくものなのです。

　新人看護師であれば，「〇月〇日までに夜勤のひとり立ちをする」というように，具体的に表現します。

　そして，何をもってゴールを達成したということがわかるか（証拠）も大事です。ダイエットを決意し，「〇月〇日までに何kgになる」という目標を立てたのであれば，達成したかどうかは，体重計に乗ってみれば一目瞭然ですね。こんなふうに，目標は数値化するくらい明確にすることも重要です。

　また，「〇月〇日までに3kg落とす」という否定的な表現ではなく，「〇月〇日までに何kgになる」と，肯定的な表現にするのも大切です。目標は毎日意識するものなので，目標を見るたびに「あーあ，3kg落とさなきゃいけなかったのに」と，そのつど憂鬱になるようなものより，「〇kgになる！」の方がやる気が出ますよね。目標は，否定文ではなく，肯定文で立てることが大事です。

---

point 📍
ゴール設定では，期日を明確にする。

point 📍
目標は，肯定文で立てる。

ゴール設定のときに,「風通しのよい病棟にしていきたい」という言い方をする人もいますが,「風通しのよい病棟」というのは,一人一人,定義が違います。私なら,「風通しのよい病棟とはどのようなものか」と聞かれたら,「情報が皆で共有されている病棟」と答えます。ある人は,「何でも言い合える病棟」と答えるかもしれません。また,何をもって,「情報が皆で共有されている」「何でも言い合っている」という判断するかも曖昧なので,もっと具体化する必要があります。

「『大切な情報を知らなかった』と言って来るスタッフが0になること」というように数字を入れるなどすると,ゴールを達成したと判断がしやすくなります。

もっともこれは,目標管理における目標や看護目標と同じことなので,読者の皆さんの中で,管理的立場にいらっしゃる方には,釈迦に説法かもしれませんね。

もう一つ,ゴール設定で大切なことは,「自分の目標であること」です。

改めて堤さんの目標を見直してみると,「どんな状況にある患者さんの課題も解決できる看護師になりたい」というゴールは,他者が関連するものになってしまっています。課題を達成するのは,あくまでも患者さんです。私たちは,サポートすることはできますが,相手に取って代わることはできません。したがって,この場合は,「患者さんが課題を解決できるようにサポートすることができる看護師になりたい」という表現が適切となります。

② ゴールを達成すると何が得られるのか,背景にある価値観を引き出す

ゴールが明確になったら,次は,「ゴールを達成すると,何が得られるのですか」と問うことです。この質問をすると,ゴールの背景にある価値観を引き出すことができます。

価値観とは,人が人生を生きる上で大切にしていることを言います。家族,愛,調和,仕事,達成,誠実,挑戦,成長など,抽象的な言葉で表されるものが価値観です。その他の具体例は,巻末に掲載した,「互いの価値観を確認するシート」を参照してください。

ゴールを達成したら,すぐにまた次の目標ができるのが人間です。大切なことは,そのゴールを達成するとどのようなことが得られるのか,です。別名「メタアウトカム」とも言われる,このゴールを超えた目的は,人を強力に動機づけます。

つまり,「1番目の質問で設定したゴールを絶対に達成するぞ!」とモチベーションを引き上げるには,「ゴールを達成すると何が得られるの

---

key word 🔒
ゴールの明確化

point 📍
ゴールに具体的な表現や数字を使用すると,達成したかが判断しやすくなる。

point 📍
「自分の目標」として設定する。

key word 🔒
価値観

key word 🔒
メタアウトカム

ですか」という質問が必要不可欠です。

　堤さんの答えは，「ゴールを達成すると成功体験が得られ，次に挑戦したいことがイメージでき，それができると仕事へのモチベーションが維持でき，新しい目標が得られるので，そのために努力をし，また，目標を達成し，仕事に満足する。すると，自分の中に，周囲のスタッフも満足して働けるようにサポートする余裕が生まれ，満足して働くスタッフを見て，自分も楽しく幸せになれる」というものでした。

　堤さんが人生で大事にしていることは，挑戦，成長，仕事，調和，満足というようなものです。これらの価値観が根底にあり，これらを満たすためにゴールを設定するのです。

　したがって，「それが得られると，さらに何が得られるのですか」と，コーチが質問を重ねていくと，たくさんの価値観が引き出され，答えるだけで相手は，「そうだ，そうだ，だからこのゴールを達成したいんだね」と，改めて自分の価値観を再確認してリソースフル（自分の中に，資質や財産など，活用できるものがたくさんあり，自信に満ち溢れてくるような状態）になってくるのです。

　堤さんも，この2番目の質問にていねいに繰り返し答えることでリソースフルになってきたことが，彼女の表情から観察できます。

　ここで改めて，「では，このゴールはどのくらい達成したいですか」とモチベーションを確認すると，「100％です」との答えが返って来ました。人は，落ち込んでいる状態や，リソースがない状態で未来のことを考えても，あまりできそうに思えないものです。75％以上やる気がないゴールは，達成できません。

　人間には，気分がよいときとそうでないときがあるので，自分自身の気分がよい状態，つまり，やる気に満ちている状態で，未来のこと，つまり，ゴールを思い描くのが何よりも大切なのです。よい未来に連合した状態を保ちながら進めるのが，私のコーチングスタイルです。

　そして，ここでのもう一つの重要ポイントは，「リソースフルな状態でゴールを目指す」ということ。

　組織の目標管理がうまく行かない本当の理由は，ここにあります。病棟目標から降ろして来た目標は，所詮，組織の目標です。これをスタッフ自身の，メラメラと燃える目標にできるかが肝なのです。ここが，管理職の立場にある人の腕の見せどころ。病院の方向性から降りて来た目標を，どのようにスタッフの価値観に合致させていくか。これがうまくできれば，スタッフは，目標を管理されることで自身の価値観が満たされ，モチベーションを維持しながら仕事ができるようになります。

　そのためにはまず，スタッフが人生において大切にしていることは何

かをつかんでおく必要があります（これについては，第3章の"Case Study"で紹介する，目標管理面談の事例で，理解を深めていただければと思います）。

③ ゴールに向かって行くのを止める可能性のあるものを明らかにする

「ゴールを達成すると，何が得られるのですか」という「一重の輪のコーチング」の2番目の質問でメタアウトカムに気づき，せっかくリソースフルになったところに水を差すようですが，「ゴール達成を阻む可能性のあるものは何か」も明らかにしていきます。

ここで大事なのは，あくまでも「止める可能性」を聞くということです。中には，「ゴール達成を止めてきたことは何ですか」と聞いてしまう人がいますが，これは，過去へ向かった質問です。タイムラインを意識して，「未来へ向けた可能性を引き出すこと」が大事です。

中には，「止める可能性のある事柄」を，その対策も考えながら話す人もいるので，この質問に答えることによって，止めるものへの対処ができる人もいます。

止めるものがあっても，ゴールへの達成動機が75％以上なら，行動計画をしっかり立てれば達成できることも多いので，ここでは止める可能性のある事柄を解決しようとするのではなく，確認するのみにします。そして，次回のコーチングのセッションのとき，「やっぱりできませんでした」ということであれば，改めてこの3番目の質問で「止める可能性について」を取り上げ，行動計画やゴールを見直すか，信念を変えるコーチング（後述の「二重の輪のコーチング」）に切り替えるかどうかを検討します。

「コーチのあり方」のところでも触れましたが，コーチは，人や状況を責めたりはしません。できなかった要因を探すばかりではなく，「何があればゴールが達成できたか」を考えていきます。

堤さんの場合は，異動を控えた状況だったので，「新しい部署に適応できるかどうか」が，ゴール達成を止める要因として出て来ました。

ただし，堤さんのゴール達成のモチベーションは100％なので，要因は意識しつつも，行動計画を立てることにしました。

④ ゴールと行動計画を努力せずに思い出す工夫をする

行動計画立案は，"5W1H"で具体的に立てるのが重要です。中でも，その行動を「いつ，するのか」を明確にすること。先にも触れましたが，夢には期日を入れなければ達成できません。ついつい先送りにしてしまう人間の習性から，やはり，「いつ，それをするのか」を明確にしておく

---

point

感情を味方につける。ゴール達成動機が75％以上でなければ，目標をつかむことは難しい。

---

point

夢や目標には，期日を入れる。

ことが大切なのです。

　堤さんは，行動計画の１つ目に，「環境に慣れること」をあげました。「環境」には，当然，仕事も含まれますので，わからないことはすぐに調べたり質問したりすることで解決することが大事だと，自分に言い聞かせるように計画。

　次に，医師を含むスタッフとのコミュニケーションを図ることをあげました。スタッフの行動をよく観察すること，質問や相談をよくすることなどを計画。

　そして最後に，このゴールと計画を思い出す工夫をすることを約束しました。意外に大事なのが，この工夫です。

　目標が達成されないときの一番の原因は，「目標や計画を忘れてしまうこと」なのです。人間の行動を変えるのは，なかなか難しいもの。それゆえ，常に目標と行動計画を，努力しないでも思い出してしまう工夫を入れておくことが，目標達成率を何倍にも引き上げます。努力の継続も，なかなか難しいものです。努力しなければ思い出せないゴールは，達成されない傾向にあります。

　このことを知っている堤さんは，ゴールと行動計画を書いた用紙を玄関のドアに貼り，それを写真に撮り，私に見せてくれることを約束してくれました。こんなふうに，コーチは，相手が行動したかどうかの報告を受ける約束をすることが大切です。たとえ，コーチングを受ける人が何百人に上ってしまっても，相手からの報告を受けるようにしておけば，漏れや抜けが防げるからです。

> **point** 📍
> ゴールと行動計画を努力しなくても思い出す工夫をし，行動したかどうかコーチに報告することを約束する（コーチにとっての，クライエント管理上でも役立つ）。

⑤ ゴールを見直し，計画を改善する

　行動計画を明確にした後，堤さんは改めて，ゴールについて，この計画を実行に移して達成できるかどうかについて，考え始めました。まだ配属されていない病棟の未知のことをいろいろ計画することの限界に気づいた瞬間とも言えるでしょう。このようなときは，まずは異動先でこの計画をもとに行動してみて，定期的に計画やゴールを見直していくことも計画に入れ，柔軟性を持たせるというのがおすすめです。

2 人の限界を突破する「二重の輪のコーチング」

　次に紹介するのは，少し難易度の高い「二重の輪のコーチング」です。

　これは，行動をとることを止めている考え（信念）を変化させる必要があるコーチングのことを言います（図３）。

32　第１章　医療者にとって本当に必要な「コーチング」とは

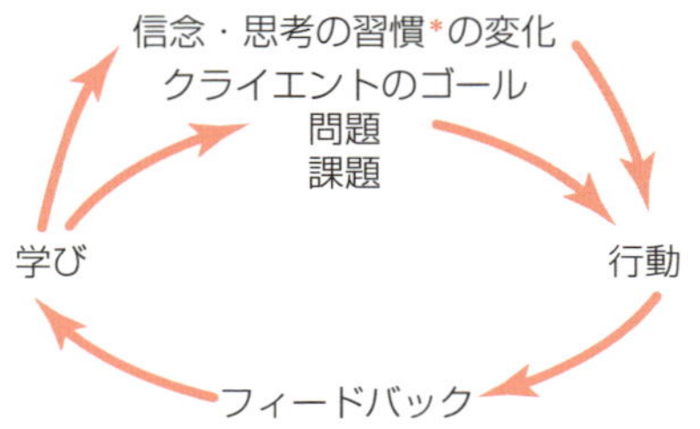

信念・思考の習慣*の変化
クライエントのゴール
問題
課題

学び　　　　　　　　　　　　　行動

フィードバック

*信念・思考の習慣：「正しいと思う現時点での自分の考え」「体験によって得た確信」「自分の人生を生きる規則」「知識のように頭で考えて得ると言うより，汗，涙，悲しみ，苦しみを通して体得したもの」。

図3 センシティブな「二重の輪のコーチング」

video

point
「止めている信念」を引き出す。

Case Study

スタッフに仕事を引き継ぎたいのに引き継げない
ベテラン看護師〔動画あり〕

　医師と看護師で訪問診療を手がけるクリニックのベテラン看護師・Sさん。

　ある新人に仕事を引き継ぎたいのに，なかなか引き継げずに悩んでいました。

　このクリニックは，在宅の患者さんの訪問診療はもちろん，老人保健施設などを訪問して大勢の診療をすることが多く，仕事を引き継ぐということは，施設の利用者さんとご家族，そこで働くケアワーカーさんなど，すべての担当となるということを意味します。

　次に訪問するまでの間，利用者さんの体調管理がうまく行くよう，ケアワーカーさんに観察のポイントを指導したり，QOL（quality of life；生活の質）向上に向けた援助を促したりといったことも大切な仕事。これらを利用者さん，ご家族，そしてケアワーカーさんらとの信頼関係を維持しながらやっていくのが訪問診療で，「仕事を引き継ぐこと」は，「施設を引き継ぐこと」と同じ意味なのだそうです。

　これまで新人が定着せず，患者（利用者）さん，ご家族，訪問先の施設スタッフなどに迷惑をかけてしまった，今回もそうなってしまったら申し訳ない。——そんな不安な気持ちが，Sさんに仕事を引き継ぐことを躊躇させてしまうのです。

　「〜したいのにできない」。こうした葛藤には，「二重の輪のコーチング」が有効です。このコーチングの後，Sさんはすぐに200名の患者さんを後任の新人に引き継ぐことができました。

①「止めている信念（考え）」を引き出す

　まず，Sさんに，「仕事を引き継ぐことを止めているものは何ですか」

33

とたずねると，「これまでに利用者さんやご家族，そして施設の方々と大切に培ってきた関係を崩したくないということと，クレームを受けたくないという気持ちが，仕事を引き継ぐことを止めてしまう。また，新人に引き継いでも，その人たちが退職し，施設のスタッフから『また，担当が変わるの？』と言われた，そう言われると，『ああ，何で引き継いじゃったんだろう』と自分を責めてしまう。その繰り返しだったので，引き継げないのだと思う」と，話してくれました。

② 止めている信念（考え）の肯定的意図（それにより得られてきたこと）を引き出す

次に，「そのような考えや気持ちを持っていて，得られてきたことや，得をしてきたことは何ですか」と聞くと，Ｓさんは一瞬「えっ？」とためらいました。この質問をすると，このような反応が返って来ることが多いので，覚えておいてください。

「二重の輪のコーチング」と「一重の輪のコーチング」の大きな違いは，自分を責めているか責めていないかです。

「二重の輪のコーチング」を使うときというのは，「～したいのにできない」ということや，「～したくないのにしてしまう」といった葛藤場面なので，たいていは，できない自分に対して自信を失っているか，自分を責める気持ちを持っています。

したがって，「二重の輪のコーチング」を行うときは，慎重に，そして相手のリソースを復活させようという気持ちを持って行うことが大切になってきます。

③ 止めている信念（考え）により「得られてきたこと」を引き出し，その肯定的意図を肯定する

Ｓさんはしばらく考え，自分が請け負っていれば，「うちの担当があなたでよかった」と言ってもらえること，クレームを受けることにはならないという安心感，満足が得られること，そして，満足が得られるとそれを継続したいという気持ちになれるということを話してくれました。

これらが仕事を引き継がないことの肯定的意図です。肯定的意図とは，人を満足させたり安心させたりというように，その人をよくしていることを指します。

よくない考えと思われることや行動であっても，その人を幸せにしている隠れた目的が必ずあるので，それを肯定します。

Ｓさんには，「その考えを持っていることが，どうやらＳさんを幸せにしているようですね」と伝え，肯定的意図を肯定しました。

---

point
止めている信念の肯定的意図を引き出す。

point
「二重の輪のコーチング」を使うのは，葛藤のある場面。クライエントは，自信を失っているか，自分を責めていることが多い。

point
肯定的意図を引き出し，リソースを増やす。

point
肯定的意図を肯定する。

④ 止めている信念（考え）を持ちながらも成功した体験（例外）を1つ探す

「ただ，そうは言っても，これまでに患者さんや施設を引き継いだこともありますよね」と問いかけると，はじめは，「いえ，ないです」と答えたSさんでしたが，辞めて行ったとは言え，他のスタッフにいくつか引き継いでいたことを思い出してくれました。

これは，本人の口から話してもらうことが大事です。コーチの側は，話を膨らませながら聞きます。話しているうちに人はその当時に戻り，「ああ，止めている信念はあっても，引き継げたこともあったんだよな」と自信を取り戻していくからです。

「二重の輪のコーチング」は，最初はリソースのない状態で始まりますが，こんなふうに進めて行くことで徐々に相手のモチベーションが高まっていきます。

「二重の輪のコーチング」の手法でコーチングをしていると，人に自信を回復させる方法が深く理解できます。

人に自信を持ってもらいたいとき，励ましたり勇気づけたりしても，爆発的な効果は得られなかったのではないでしょうか。この成功体験を探すという方法は，よい過去に戻って連合し，かつ自信を持って現在へ戻って来ます。つまり，この問いに答える前と答えた後では，モチベーションにかなりの差が出る，シンプルですが非常に効果的な質問なのです。

自信は未来ではなく，過去にあります。過去にその信念（考え）を持っていてもうまく行った事例を探し，当時のことを振り返って，何がよかったのかを改めて考えてもらうことが，その人の自信を取り戻すのに最適なのです。

⑤ 新しい信念（考え）を作る

Sさんが患者さんや施設を引き継ごうとするとき，前述した「患者さんや施設の方々と築いてきた信頼関係を崩したくない，クレームをつけられたくない」という信念が，引き継ぐことを躊躇させていました。

ここでは，その止めてしまう信念の代わりに，「こう考えたら，患者さんや施設を引き継げる」という新しい信念を作っていきます。行動を止めるものが信念（考え）ならば，行動を促進するのも信念です。

私たちは，何かしらの考え（信念）がベースにあって行動しているのですから，逆に言えば，その行動をとりたくなるような考え（信念）があればよいのです。

Sさんに，「こう考えたら，患者さんや施設を引き継げる」という新し

---

point

「止めている信念がありながらも成功した体験」を1つ探し，本人の口から話してもらう。

key word

成功体験を探す

point

自信は未来ではなく，過去にある。

い信念を作っていきたいのですが」と話すと，「（後任者1人に任せてしまうのではなく）いつも自分も一緒に介入するというスタイルにするのなら，できるかもしれません。クリニックの看護師は何でも情報を共有しているんでしょ，と思っていて，そうではないとわかるとクレームをつけてくる，という方も多いので。1人ずつの担当制よりチームで担当するというのも，お互いにとっていいのかもしれませんし」と答えました。

そこで，新しい信念として，「情報共有してチームで動く」というのはどうかと提案すると，自分自身がいつも新人に言っていることでもあるので，しっくり来るとのことでした。

⑥ ゴールと行動計画を努力せずに思い出す工夫をする

また，この「新しい信念を，努力しないでも思い出してしまう工夫」として，これを携帯電話の待ち受け画面に設定することになりました（写真）。

こんなふうに，いつも新しい信念を目に触れるようにしておくのがポイントです。Sさんは，新しい信念を毎日欠かさず目にするようになり，そして1か月後，見事，後任の新人に，仕事を引き継ぐことができたのでした。

point
新しい信念を作ったら，いつも目に触れるようにしておく。

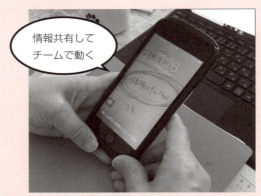

写真 新しい信念を待ち受け画面に設定し，常に意識

こんなシーンで！
―医療現場でのコーチングテクニック活用例―

	過去のリソースの活用
	脳梗塞で寝たきりとなった夫に対し，孫が軽蔑するような態度をとるように。夫の尊厳を守るためにできることは？

　脳梗塞で数年前から寝たきりとなった患者さん。元高校教師で，最後は校長まで務められた方です。大きな口を開けたままで反応も返せない患者さんを，お孫さんがからかうような態度をとるようになったことに，奥様はやるせない思いを抱えていらっしゃいました。人生の最後に，孫に尊敬されないのではあまりにも切ない，夫の尊厳を守るために何かできることはないでしょうかと，相談されました。

　若いスタッフが患者さんに失礼な態度で接したり，「○○ちゃん」と呼んだりと，病院でも同じようなことで悩むケースがあります。こうしたことを予防できればと，私はご家族に，患者さんがお仕事でバリバリ活躍されていた現役時代の姿がわかるような写真を数枚持って来ていただき，床頭台に飾ってもらうようにしています。そしてスタッフには，その写真を見てからケアをさせていただくようにと話します。

　こんな工夫だけでも，スタッフの失礼な言動は激減します。写真が1枚あるだけでも，「こんなお仕事をされてきた方なんだなあ」と，尊敬を込めてケアをすることができるからです。

　ご自宅で療養されているのなら，部屋の一角をフォトギャラリーのように写真を一杯飾ることもできますし，1か月ごとに違う写真にすることもできますよね。きっとお孫さんも，威厳に満ちた校長先生時代の写真を見ると，ご主人の現在が過去とつながって，改めて尊敬することができると思います。

　「リソース」とは，個人の資質や資産のこと。人は，過去のことをつい忘れてしまい，現在の姿しか見えなくなってしまうことがあります。そんなときは，「過去のリソースを使う」ことで，過去から現在へとタイムラインはつながっているという感覚をよみがえらせることができます。

（愛育会 愛和病院 看護師・安田直生）

第2章

「ストレスマネジメント」からワンランクアップの「セルフコーチング」へ

　医療者の働く環境は，非常にストレスフルです。皆さんには，ストレスにエネルギーを消耗させることなく，それぞれの能力を発揮しながら，本物のチーム医療を実現する職場を作っていただきたい。それが，私の本書に込めた願いです。

　では，スタッフ皆が能力を輝かせ，生き生きと働く。そんな環境を作るには？　まずは，各自，自分自身がリソースフルであることが大事ではないでしょうか。

　その第1歩として，ストレスという「敵」の正体を知って，自分自身でマネジメントするコツを身につけましょう。

1 ストレスを感じる原因

1 ストレスとは

　ストレスとは，外部からのさまざまな刺激（ストレッサー）によって，体や心に負荷がかかり，「ゆがみ」が生じることです。

　適度な刺激は，成長などのよい影響を人間にもたらしてくれますが，度を超えたストレスが続くと，うつ病などの病気を引き起こしてしまうこともあります。

　うつ病の増加などを受け，2015年12月から，労働者数50人以上の事業場においてストレスチェックの実施が義務化されるなど，ストレス対処の重要性が叫ばれるようになりました（ちなみに私は，ストレスチェック実施者の資格も持っています）。

　ストレスの軽減やストレス障害の予防，回復を図ることは，「ストレスマネジメント」と呼ばれ，このマネジメント力を高めることが急務だと言われています。このような社会情勢から，私も「ストレスマネジメント」の研修依頼を受けることが多くなりました。

　では，私たちは仕事上，どのようなことがストレスとなっているのでしょうか。

　図は，職業生活におけるストレスの原因を示したものです。私たちは，「職

key word 🔒
ストレスマネジメント

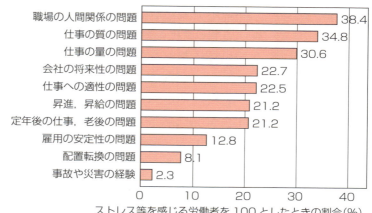

図　職業生活におけるストレス等の原因
（厚生労働省・労働者健康安全機構（2012）：職場における心の健康づくりより）

場の人間関係の問題」から最もストレスを感じるようです。そして、「仕事の質や量の問題」がこれに続きます。

また、私がかかわっている実地指導者研修やプリセプター研修などの参加者の中には、自分に課せられたこの新しい役割について、非常にプレッシャーを感じている人を見かけます。今までの「教わる立場」から一転して「教える立場」になるというのは、「仕事の質」が変わったということですから、プレッシャーやストレスを感じるのは当然でしょう。

2 「いい看護師が辞めて行く」のを防ぐには

「人に教える」ということには、かなりのエネルギーを必要とします。相手も真剣ですから、出された課題以外に、自主的にレポートをまとめて来たりもする。それも見てあげなければならない。勤務時間内では、なかなかそれらを添削する時間はとれないので、自宅に持ち帰ることになる。そうすると、今度は「仕事の量」が増えることになります。

たとえば、実習指導者は、学生の課題の添削や評価だけでなく、日々の記録にアセスメントに関連図の作成、そして看護計画の指導と、その業務量は膨大です。さらに、1つの学校の実習を引き受けるだけでも大変なのに、複数の学校を引き受けるとなると、学校ごとに教育目標、カリキュラムも学習進度も学生の質も違いますから、その業務量たるや、想像を絶するものがあります。現場の業務に当たりながらの指導は、本当に大変。

看護師はもともと優しい人が多いため、新人や学生が一所懸命であれば、わが身を削って頑張り、それに応えようとします。しかし、組織が、いつまでも看護師個人の資質にばかり甘えていると、業務を抱えすぎたり、燃え尽きてしまったりして、離職を促すことにもなってしまいます。

point
中堅的立場の抱えるストレスとは？
➡ 仕事の量と質の変化！

真面目で優しい看護師ほど，「もっとしっかり指導してあげたいのに，できない」「他の業務の役割もこなしたいのに，すべてが中途半端になってしまう」と葛藤を抱え，どんどん仕事の満足度が低下していきます（ちなみに，この葛藤は，「二重の輪のコーチング」で解決することができますので，ぜひ，習得してください）。

「しっかりとこなしたい，患者にも学生にも尽くしたい」，こう思う人ほど手を抜くということができませんし，他者の状況を思いやりすぎるので，ほかの人に仕事を振ることもできません。

指導に当たる人たちというのは，中堅で，委員会などの多くの役割を抱えているものです。質の高い看護師ほど退職してしまうことを避けるためにも，組織は，指導する立場にある人々の他の業務を軽減するなどのマネジメントを行うことが必要です。そして，上司としては，その人が「ほかの人に仕事を振るのを止めているものは何か」を引き出し，解決することができる「コーチング力」を身につけることができれば，個人の限界を軽く超えさせてあげることができます。

3 スタッフにストレス値の高い出来事が続くときの配慮

ここまで，仕事上，どのようなことでストレスを感じるのかを見てきました。

ここでは，私たちが人生を生きる上で，どのようなライフイベントがストレスをもたらすのかを見ていきましょう。

表1によると，ストレス値が最も高いのは「配偶者の死」で，ストレス値は 100 です。そして，「離婚」「夫婦別居生活」「拘留，または刑務所入り」「家族の死」と続きます。

新人看護師の置かれている状況を考えてみましょう。看護学校の卒業はストレス値 26，そして，学生時代とは生活条件が変化するので，そのストレス値は 25 です。さらに，職場に合わせて引っ越しもしたとなると，ストレス値は 20 です。これらのストレスがかかってくると考えると，新人という時代は，すでにかなりストレスフルな状態だと言えます。

そこへ上司とのトラブル（ストレス値 23）などが加わらないよう，優しくてできるだけその新人と相性がよい実地指導者を担当にしてあげたいものです。

序章で私の体験をお伝えしましたが，27 歳からの私は，結婚，妊娠，出産，そして家族の死，次いで，夫婦の別居に離婚，そして，自分自身のうつ病と転職，それに伴う住居の変更……と，ストレス値の高い状況が続きました。精神的に参ってしまうのも仕方がなかったのかもしれません。

リーダーの立場にある人は，スタッフのライフイベントにも関心を持ち，

point 🔘
新人の抱えるストレスとは？

表1 Holmesらによる社会的再適応評価尺度（赤字は，喜ばしいと思われるがストレスとなるもの）

順位	出来事	ストレス値	順位	出来事	ストレス値	順位	出来事	ストレス値
1	配偶者の死	100	16	経済状態の変化	38	30	上司とのトラブル	23
2	離婚	73	17	親友の死	37	31	仕事時間や仕事条件の変更	20
3	夫婦別居生活	65	18	転職	36	32	住居の変更	20
4	拘留，または刑務所入り	63	19	配偶者との口論の回数の変化	35	33	学校を変わる	20
5	家族の死	63				34	レクリエーションの変化	19
6	自分の病気や傷害	53	20	約1万ドル以上の借金	31	35	教会活動の変化	19
7	結婚	50	21	担保，貸付金の損失	30	36	社会活動の変化	18
8	解雇	47	22	仕事上の責任の変化	29	37	約1万ドル以下の借金	17
9	夫婦の和解調停	45	23	息子や娘が家を離れる	29	38	睡眠習慣の変化	16
10	退職	45	24	姻戚とのトラブル	29	39	親戚付き合いの回数の変化	15
11	家族の病気	44	25	個人的な輝かしい成功	28	40	食習慣の変化	15
12	妊娠	40	26	妻の就職や離職	26	41	休暇	13
13	性的障害	39	27	就学・卒業・退学	26	42	クリスマス	12
14	新たな家族成員の増加	39	28	生活条件の変化	25	43	ささいな違法行為	11
15	職業上の再適応	39	29	個人的な習慣の変更	24			

（夏目誠・村田弘（1993）：ライフイベント法とストレス度測定．公衆衛生研究，42（3）：402-412 より）

ストレス値が高い状態が続くときは，サポートすることが大切です。**表1の赤字で示した部分**に，結婚，妊娠，個人的な輝かしい成功，休暇，クリスマスなどがありますが，こういった，一見，喜ばしいと思えることも，実はストレス値が高いのだ，ということを押さえておく必要があるでしょう。そして，こうしたことを，リーダーだけでなく，個々のスタッフ自身も学習し，ストレスをマネジメントしていこうとする風土を育てることが大事です。

2 ストレスから身を守る方法

1 防衛機制（適応機制）

私たちは，どのようにしてストレスを乗り切っているのでしょうか。

ストレスを避け，緩和し，処理する行動を，「ストレスコーピング」と呼びます。「防衛機制」と言われる受動的で消極的なものと，能動的で積極的な「コーピング行動」を区別することもありますが，一般的には区別せずに用います。したがって，防衛機制もコーピングの一部に入ります。

防衛機制は，「適応機制」とも呼ばれ，ストレスから自分の身を守るため意識的にも無意識的にも用いる反応，行動のことです。多くは無意識で起こっているので，防衛機制を講義で説明している人自身がその防衛を使ってい

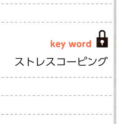

key word
ストレスコーピング

り，後輩が責任転嫁や言い訳をしたりする姿を指摘しながらも実は注意している先輩もその防衛機制をよく使う，なんてことも往々にしてあるわけです。

では，防衛機制には，どのようなものがあるのでしょうか。代表的なものを表2にまとめました。

「ああ，こんな人，いるいる！」というものもあるのではないでしょうか。

人は，自分自身と向き合うのが一番難しいと言われます。

たとえば，「早く仕事ができるようになりたい」と思っている人なら，抜けている部分を指摘されれば，「合理化」（言い訳）したくもなる。しかし，それが人情なのかもしれません。

2 低次元な防衛機制を使わないように導く

防衛機制には，低次元ものと高次元のものとがあるという説があり，表2でご紹介したものの多くは，低次元のものなのだそうです。低次元なものばかりを使っていると，適応障害になるとも言われています。

自分の間違いを認めるのはしんどいからと，プリセプターに注意されるといつも言い訳（「合理化」）ばかりしていては，ただの面倒な人です。強い指導を受けたからと言って，次の日から休んでしまうといった「逃避」や「退行」を毎回繰り返していては，周囲からあきれられるでしょう。

管理的立場などにある人は，自身も自分の弱いところに向き合う勇気が必要だし，新人やスタッフの中にそれを育てていくことが大事です。

防衛機制は無意識で起こることが多いため，負けん気が強く，指摘されたそのときには言い訳をしたとしても，次の日に，「昨日はすみません。反省しました」と言いに来る人なら，育てがいがあり，十分，成長させることができます。そのときにこの防衛機制の話をし，意識的に「合理化」を使わないように導いていくと効果的です。

point
意識的に「合理化」を使わないように導く。

また，同期スタッフの陰口を執拗に言う人がいます。これは，「投影・投射」で，その同期スタッフの能力などに嫉妬していたり，自分が昇進したいという気持ちが強すぎたりすると，そのようなことが起こります。こういった場合は，陰口の対象になっているスタッフの様子を他のスタッフにたずねます。その人たちは気にならないということであれば，陰口を言っているスタッフの防衛機制なのだろうと受け流していけばよいでしょう。しかし，言われているスタッフは気が気ではありませんから，折に触れ，「あなたのことは誤解していない。しっかり評価していますよ」という，熱いメッセージを送っておくことも大切です。

3 おすすめの防衛機制もある

一方，高次元な防衛機制を意識的に使うことで，自分や相手の成長につな

表2 代表的な防衛機制

種類	特徴
抑圧	不安のもとを無意識に圧迫しようとする働き。強すぎると心の緊張をもたらし，不安定になる。「臭い物には蓋」的な働きであり，そうすることで「臭い物」がなくなるわけではない。 例：「ある特徴」を備えた人から嫌がらせを受けた経験があり，それを忘れているのだが，なぜかその「特徴」を備えた人を好きになれない。
反動形成	嫌悪感や衝動が起こるのを防ぐために，意識の上では正反対な傾向や態度を表す働き。 例：非常に憎んでいる人に対し，かえって親切な言葉やていねいな態度をとる。 どうしても苦手な後輩にだけ，ていねいに仕事を教えている。 本当はケチな人が，結婚したい相手には，気を引くために，結婚前には大盤振る舞いをする。
投影・投射	自分の弱点を他人の中に見出し，自分の責任を他に転嫁する働き。 例：ある同僚から嫌われていると思っていたが，実は自分こそが，その同僚のことを苦手だった。
退行	幼児的な発達段階まで逆戻りして，不安などを解決しようとする働き。 例：しっかりしていたのに，下のきょうだいが生まれたとたん，夜尿や指しゃぶりが再開する。 新人が入って来たとたん，2年目の看護師がイージーミスを繰り返す。
摂取・同一化	ある対象の特徴を無意識的に取り入れ（摂取），それと同一傾向を示すようになる（同一化）働き。 例：人気のあるタレントのファッションやメイクが流行する。
否認	内外の客観的現実を無視することにより，意識にのぼらせないようにする働き。 例：子どもがヒーローのまねをすることにより，自分が無力であることを無視する。
置き換え・転移	内側の不安を外側に移す働き。 例：恋人からの贈り物を，その人と別れたら破棄するなど，その物に八つ当たりする。
補償・昇華	抑圧された原始的な本能や攻撃性などのエネルギーが，社会的に容認され，適応された行動に変わること。 例：日ごろの鬱憤を，スポーツや芸術を通し，解消する。 仕事を辞めようか悩んでいたので，他分野の仕事の資格を取得しまくった。
合理化	自分が失敗したときに，もっともらしい理屈を後付けする働き。 例：試合で負けたとき，ラケットを新しくしたばかりで慣れていなかったせいだとか，試験で不合格になったとき，「試験官の態度がおかしくて集中できなかったから」などと言い訳をする。
外罰・内罰的機制，非罰的反応	自分に非があるときでも責任を他に転嫁するのが外罰的機制。すべてを自分の責任だと思い込んでしまうのが内罰的機制。自分に責任があるとしたときはそれに従い，他に責任があるとすれば冷静に判断することができるのが非罰的反応。 例：やり方の間違いを注意すると，「○○さんからそういうふうにすると教わったから」と責任転嫁する（外罰的）。 「新人が辞めたのは私の教え方のせいです」と，すべてを自分の責任にする（内罰的）。
操作	不安や葛藤を最小化するために過剰に出来事や対象や環境を管理，調整しようとする働き。 例：管理職が，自身は病棟や現場に来ないのに，細かいことをすべて報告させ，管理しようとする。 管理職が，自身は出席しない研修の詳細を出席した部下から聞き，後から内容について講師にクレームをつける。
理想化・脱価値化	欲求不満を起こさせる対象を極端に貶め，価値のないものと見なす働き。一時は理想化された対象であっても，自分の期待どおりの保護や充足を与えてくれなければ，その価値は一挙に引き下げられる。理想化した相手が期待どおりでなかったという残念さやさみしさを感じないようにすることが目的でもある。 例：新人がプリセプターを理想化し，トイレにまでついて来るほど慕っていたのに，厳しい指導を受けてから態度が豹変。 LINEのやり取りの中から，厳しい指導の部分のみスクリーンショットで看護部長に提出し，被害者アピールをする。

表2 続き

種類	特徴
打ち消し	過去の思考・行為に伴う罪悪感や恥の感情を，それとは反対の意味を持つ思考ないしは行動によって打ち消そうとする働き。 例：相手を非難した後で，しきりにほめたり機嫌をとったりする。
知性化	・自分の感じたくない恐怖や不安を覆い隠すため，わざと知性的な難しい表現や言葉を使うことによって，つかみどころのない，曖昧な状態にする働き。不安や恐怖を現実のものと受け止めないようにして自分を守る。 ・自分のことや，満たされなかった欲求に対して，何かと理由をつけたりして正当化しようとする働き。 ・欲求や衝動などを直接的に満たしたり解放したりすることを避ける，または抑圧する代わりに，過度な知的活動をとったり，コントロールしたりする働き。抽象化して表現すること。

（辰野千寿（2007）：系統看護学講座 基礎6 心理学，第5版第16刷，医学書院などを参考に作成）

がることもあります。表2で，下線をつけたものです。

　ある人を尊敬していたり大好きだったりすると，ついその人をまねしたくなりますね。好きなアイドルの持ち物と一緒のものを手に入れたり，尊敬している先輩と同じアクセサリーを身につけてみたり。形から入るタイプの人がよく使う「摂取・同一化」という防衛機制です。

　もしかすると，まねされた側は，「気持ち悪い！」と感じてしまうかもしれませんが，これ自体は，コーチングで言うところの「モデリング」のテクニックに似ています。コーチングでは，「できないことは，できる人をモデリング（まね）することで，できるようになる」という見方をします。

　たとえば，強い主任の指示の仕方をそっくりまねてみるなどすることによって（「虎の威を借る狐」のようにならなければ），人を成長させるよい機制になると言えるでしょう。

　また，勉強面では振るわない子どもがスポーツで一番になる，運動が苦手な子どもがバンドを組んで有名になるなど，こちらの方面で思うような成果が上がらなくても他方面で活躍，成功していくようなことを「補償・昇華」と言います。「実習記録はいまいちだけれども，患者さんとのコミュニケーションは抜群だ！」というように，その学生の能力を開発してあげるようにかかわります。

3　ハラスメントに負けない心を作る

　ストレス，そして，それに対する防衛機制が起こるのは，そこに人間同士のかかわり，軋轢や葛藤があるがゆえです。さらに，人間同士のかかわりから生じるストレスの原因として，特に，職場において起こりがちなのが，セクハラ，パワハラなどの「ハラスメント」ではないでしょうか。

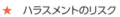

notes

★ ハラスメントのリスク

① 被害者への影響
・士気の低下，パフォーマンスの悪化
・メンタル不調（うつ病，パニック障害，PTSDなど）

② 行為者への影響
・懲戒処分
・法的責任（名誉棄損，人格侵害など）

③ 組織への影響
・問題解決に至るまでの時間，労力，コスト
・業績低迷，人材流出，イメージダウン，信頼失墜
・法的責任*

*企業（法人）に問われる法的責任（民事責任）
・民法：第415条（債務不履行による損害賠償），第709条（不法行為による損害賠償），第715条（使用者等の責任）
・労働契約法：第5条（労働者の安全への配慮）
・労働安全衛生法：第71条の2（事業者の講ずる措置）
・男女雇用機会均等法：第11条（職場における性的な言動に起因する問題に関する雇用管理上の措置），第11条の2（職場における妊娠，出産等に関する言動に起因する問題に関する雇用管理上の措置）
・育児・介護休業法：第10条（不利益取扱いの禁止），第25条（職場における育児休業等に関する言動に起因する問題に関する雇用管理上の

ハラスメントは，法的責任を問われ，損害賠償を求められることもあるだけでなく，さまざまなリスクをはらんでいます★。

国としても取り組みが強化されつつあり，働き方改革実行計画（2017年3月28日，働き方改革実現会議決定）において，「職場のパワーハラスメント防止を強化するため，政府は，労使関係者を交えた場で対策の検討を行う」とされたことから，2017年5月～2018年3月に「職場のパワーハラスメント防止対策についての検討会」（10回）を開催し，報告書を取りまとめました。同検討会報告書によると，今後，厚生労働省において，関係者の協力のもとで具体例の収集・分析を鋭意行うことが求められ，法整備などの，必要な対応について，労働政策審議会で検討が進められる予定です（詳しくは，厚生労働省ホームページを参照）。

他者との葛藤は，自分を磨く砥石に

皆さんは今，自分の幸福度に点数をつけるとしたら何点でしょうか。幸福感が強い人もいればそうでない人もいると思いますが，私は，日々，幸福感に包まれる人生を過ごしたいと願っています。きっと，皆さんもそうではないでしょうか。

たとえば，何か欲しい物を手に入れたり，ずっと取得したかった資格をとれたり，目標を達成したりしたとき，幸福感を感じます。また，心穏やかに過ごせているときにも，じんわりと幸せを感じますし，子どもや新人の成長を感じて嬉しくなったり，ペットがいびきをかいて寝ている姿を見ても，ほのぼのとした気持ちになれたりしますね。

こんなふうに，心が平静であるとき，私たちは幸福を感じるものです。逆に，誰かの言動にイラッとしたり，不用意な言葉にがっかりしたり，落ち込んだりして心が波立っているときには，幸せとは程遠い状況にあります。

「なんであの人ってあんな言い方しかできないんだろう。パワハラだと思うんですけど！」「あーあ，また感情に任せて怒鳴ってスタッフを泣かせちゃった。ダメだなあ。人のことを言っている場合じゃないや……」など，とかく人と人とのコミュニケーションは難しいもの。

あるいは，「まだこんなやり方してるの？！　この病院，レベル低すぎ！」「こんなところでいい看護なんてできるわけない！」というように，自分自身の感じ方によっても，心は簡単に揺らいでしまい，幸福感が遠のきます。

実は，私たちの感情が揺れ動くときというのは，前提として，私たち自身の「考え方」の影響があります。

「患者さんの大事な情報は，真っ先に報告するべき」と考えていれば，日勤帯の終わりにゆうゆうと報告して来る部下に対しては，やはりイラッとするでしょうし，提出物の期限を守れない新人が言い訳をして来たとしたら，そ

措置）

・会社法：第350条（代表者の行為についての賠償責任）

（厚生労働省「職場のパワーハラスメント防止対策についての検討会報告書」（2018年3月）による）

point 🔖

心が平静であるとき，人は幸福を感じる。

point 🔖

価値観の多様性を認める。考え方や価値観の違いから，葛藤が起こる。

point 🔖

セクハラは，男性→女性とは限らない。

の態度にやはりムカッとしてしまうでしょう。

相手との間に葛藤が起こるときというのは，多くは，考え方や価値観（人生で大切にしていること）が合わなかったりするものです。つまり，葛藤が起こるということは，「ああ，自分はこうした考えを大事にしているから，こういう発言や態度が頭に来るのだな」ということを教えてくれているということでもありますね。「自分の信念や大切にしていること」や「自分の考えの傾向」や「凝り固まった固定観念」に気づくチャンスであると言えるでしょう。さらには，「相手の存在というものは，自分の考え方や価値観を明確にしてくれるありがたい存在でもある」というように考えれば，さまざまな人との行き違いや葛藤も，自分自身を磨く砥石とすることができるのではないでしょうか。

ダイヤモンドはこの世で一番硬い石です。濁流に流されても，泥や砂にまみれても傷つきません。むしろ，それらがよき砥石となってより輝きを増すだけです。私たちも，さまざまな人間関係の葛藤や軋轢，さらには，ハラスメントさえも砥石に変え，さらに自分自身を磨く機会としたいものです。

泣いても笑っても人生は一度きりであり，誰のものでもなく，自分のもの。ならば，悩み，葛藤する時間は最小限にして，幸せに包まれる時間を多くしたいものです。セルフコーチングによって，自分自身の考え方の癖を知り，合理的な思考を身につけることで感情のブレを少なくし，ハラスメントに負けない心で前に進みましょう。

4 代表的な「ハラスメント」

それでは，読者の皆さんの身近でも起こる可能性が高いと思われるハラスメントについて，具体的に説明していきましょう。

1 セクシャルハラスメント（セクハラ）

1989年に日本で初めて性的嫌がらせに関する訴訟が行われ，「セクシャルハラスメント」「セクハラ」という言葉が浸透し始めました。その後，改正男女雇用機会均等法により，セクハラ防止のため，事業主に対し，雇用上の管理が義務づけられました。

その甲斐あって，たとえば，男性が女性に対して，「イライラしてるね，生理中なの？」，こんな言葉をかけたら，「セクハラだ！」と叫ぶこともできるようになりました。

セクハラは，男性が女性に対して行うものとは限りません。女性が男性に対して，「もう彼女と付き合って長いんだから，そろそろ結婚しなさいよ」などと言ったりするのも，「セクハラ」にあたりますし，女性が女性に対して，

「昨日と同じ服だね，どうしたの？」なんて言うのも，「オペ室の○○さんと脳外の△△さん，付き合っているらしいよ」などといった噂話を流したり，「男のくせにだらしないなあ」とか，「女性は機械音痴だから仕方ないか」などと言うのも NG。また，自分の好みの男性に「壁ドン」されるのはよくても（？），苦手な上司に同じことをされたら「セクハラ」です。

「ちょっと大げさでは？」と思うこともありますが，「セクハラ」という言葉が浸透してきたおかげで，むやみに体を触られるなどの行為は，昔よりもずいぶんと減ったのではないかという気がしています。

また，ほかの「ハラスメント」という行為にも注目が集まるようになった背景としては，この「セクハラ」訴訟の一件が皮切りになったと言えるでしょう。

次の例も，セクハラの一種と言えるでしょう。

● 「師長さん，実は私，赤ちゃんができました」
　　──「立て続けにスタッフが３人も辞めて，今，うちの部署が大変なの，わかってるでしょ？　まさか，産むつもりじゃないよね？　正直な気持ち，おめでとうなんて言えないわ」

〔マタニティハラスメント〕

耳を疑ってしまうこんな言葉。ある病院で職員満足度アンケートをとったとき，「上司のどんな言動を見習いたいか，見習いたくないか」という記述式の質問に対し，「見習いたくない言動」としてこのような言葉がたくさん回答されていて驚きました。

いわゆる「マタニティハラスメント」。しかもこれが自分自身，出産，育児を経験したことのある上司からの言葉だと，「自分だってそういうときがあったはずなのに」と，なおさらショックを受けてしまいます。

残念ながら人間は，自分にとって都合の悪いことは忘れてしまうもの。あるいは，自分の行為は都合よく正当化するもの。

それはさておき，日本が少子化に陥るのも，こうした職場環境が大きく影響しているのではないでしょうか。管理職の立場にある人は，妊娠したスタッフを心から祝福できないような人手不足や職場の風土をこそ変えていく必要があります。そして，今，こうした言葉に傷ついている人は，「自分はこんなことを人に言ったりしないぞ！」と，現場を本気で変えていく決心をしてほしいものです。

2 パワーハラスメント（パワハラ）

職場のパワハラとは，同じ職場で働く者に対して，職務上の地位や人間関係といった職場内での優位性を背景に，業務の適正な範囲を超えて，身体

key word 🔒
身体的な攻撃

key word 🔒
精神的な攻撃

notes ★
★「精神的な攻撃」にあたる発言の例
① 人格否定や名誉毀損となる発言
・お前はやる気がない／バカ野郎／給料泥棒
・いい加減にしろよ／ボケ／アホか
・テメエ，何やってんだ！使えねえな！
・大学出ても，何にもならないんだな
・それでマネージャーが務まると思ってるのか／いつマネージャーを降りても構わないんだぞ
・新人以下だ
・田舎の病院だと思ってなめてるのか
・いつまでも新人気分だな
・その仕事ぶりでは給料分に値しない
② 解雇をほのめかす発言
・意欲がない，やる気がないなら辞めるべき
・病院にとっても損失だ
・辞めていいよ／辞めろ／辞表出せ
・辞めた方が皆のためになるんじゃないか
・お前みたいなやつはクビだ
〈裁判例〉（判決日 2014年6月27日）
ある運送会社において，上司Aが新入社員Bに対し，「何でできないんだ！」「俺の言ってることがわ

的・精神的苦痛を与える，または職場環境を悪化させる行為を言います。

パワハラには，以下に示す6つの行為分類があります。具体的な状況に当てはめながら，見ていきましょう。

［① 身体的な攻撃］

殴る，蹴る，物をぶつけるなど。これに関しては論外で，程度によっては暴行・傷害で刑事事件へと発展します。

［② 精神的な攻撃］

●「あなたのために言ってあげてるんだよ（ネチネチ……）」

パワハラの代表選手のようなこの言葉。

心の中で，「言ってくださいなんて頼んでいません！」と大声で言い返して，健全な心を守りましょう。本当は，口に出して言えたら，どんなにかすっきりすることでしょう。でも，こんな人に何か言っても，聞く耳は持ちませんからやめましょう。

攻撃しているクセに，「自分は被害者」的な立ち位置から発信されるこの言葉，本当にどうかしています。

きつい言葉を放っている自分のことは棚に上げ，「あなたのために，むしろ言いにくいことを言ってあげているのよ」と，相手に責任を転嫁している。本当にやっかいです。

「精神疾患患者には病識がない」と言われますが，まさにピタリと当てはまります。まともにかかわっても，わかり合える相手ではありませんので，「他人のことをそこまで真剣に考えられるのはどうしてなんですか。教えてください」と，むしろ熱い質問を投げかけてあげましょう。ほめられて気分がよくなり，饒舌に自分の武勇伝を語り始めることでしょう。

人は1つのことについてしか話せませんから，いつしかその人の話題の焦点はあなたではなく，自分の自慢話でもちきりになっていることでしょう。

ひとしきり聞いてあげたら，「勉強になりました！　またぜひ，ご指導ください！」と，さわやかに立ち去ります。

こんなふうに，「あなたのために言ってあげているのよ」といった言い方で始まる長時間の叱責や，後輩や同僚の前で執拗に叱ったりすることを，「精神的な攻撃」と呼びます★。

●「なんで私にここまで言わせるの？　昨日のリーダーに報告すべきだったでしょ？　こういうのって普通，新人から確認するものでしょ？」

これも「精神的な攻撃」。この場合は，パワーハラスメントにモラルハラスメント（モラハラ）も加わっていると言えます。

48　第2章　「ストレスマネジメント」からワンランクアップの「セルフコーチング」へ

からないのか」「そんなこともわからないのか」などと，強い口調で叱責していた。ミスが重大であった場合には，「バカ野郎」「帰れ」などと発言することもあり，さらには，解雇の可能性を認識させるような内容の叱責もあった。Bは適応障害を起こして自殺。
判決は，「叱責の時間はおおむね5〜10分程度に及び，頻度は少なくとも1週間に2〜3回程度，ミスが重なれば1日に2〜3回程度に及ぶことがあった」と指摘。また，他の従業員がいる場合であっても強い口調で叱責した点も問題にしており，会社およびAに約7,000万円の支払いを命じた。

point

「〜すべき」はハラスメントへの第1歩！　柔軟性を忘れずに！

精神的な攻撃（＋モラルハラスメント）

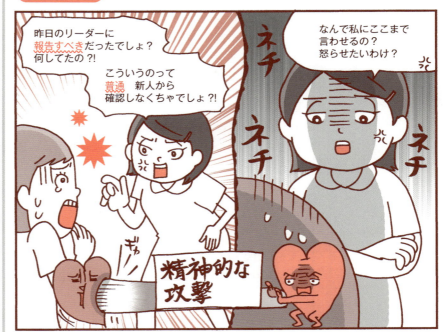

「〜すべき」が特徴的なこうした言葉は，後述する「認知のゆがみ」の代表例。「〜すべき」という言葉は，自分自身に活用しているときにはあまり問題はなく，そう言う人はむしろ模範的に映るので，これまたやっかいなのです。

そして，前の例とも通じる，あくなき「被害者の立ち位置」からの発信パターン。「なんで私にここまで言わせるの？」という意味不明な前置き。

人はそれぞれ，感じ方も考え方も違います。言いたくなければ黙っていればいいのです。自分が言いたくて言っただけなのに，その責任を，言われる相手に転嫁するという無責任なコミュニケーションの典型です。

「なるほど，そういう感じ方もあるんですかねえ」と達観し，受け流して乗り切りましょう。

③ 個の侵害

● 「こんなことで辞めていたら，どこに行っても勤まらないよ。前のところだって，どうせ何かあって辞めたんでしょ？」

私がコーチとして独立したてのころ，アルバイト先の訪問看護ステーションの所長に言われた言葉です。

そのころ，月に何度か研修や講演の依頼があったものの，まだそれ一本でやっていく自信がなかったので，アルバイトをしていました。その数か月後，私が書いた本が3冊同時に出版されたころから研修依頼が多くなり，アルバイトを続けていけなくなったので退職を申し出たとたん，こんなふうに言わ

れたのです。優しい所長だと思っていたので，「私のことを，ずっとそういうふうに見ていたんだ」と，かなりがっかりしてしまいました。

また，そこでは，先輩に同行して患者さん宅にうかがったとき，先輩がご家族と話をしていたので，ニコニコとうなずきながら話を聞いていたら，帰り際に先輩から，「もっと自分からぐいぐい行かないとダメなんだよ。施設内看護と違って，訪問看護は，最後にお金をもらって帰って来なきゃいけないんだから」と，注意を受けました。私としては，先輩が話している中に割り込むのも変かなあと思っていただけなのですが。退職時，所長からはこの1件についても触れられ，「奥山さんは，コミュニケーションにも課題があるんだから，ここで皆に育ててもらえばいいのに」と言われたので，もうショックと言うより，「なんだかいろいろな見方をするものなんだなあ」とおかしくなってしまいました。3冊の私の著書を，「お世話になりました。コミュニケーション術を教えることでやっていきたいと思います。よりよい職場内コミュニケーションの参考になさってください」と手渡すと，目を丸くしていました。

ほかのスタッフがヒソヒソと，「あれ？　そういえばなんかこの人，雑誌で見たことある……えっ，うそっ？！」と言っているのを横目に，ステーションを後にしました。

●「お子さん，なんか変わってるよね。障害でもあるの？」

key word 🔒
個の侵害

娘と二人暮らしだったころのこと。家の鍵をしょっちゅうなくして職場にやって来るわが子を見た同僚から言われた言葉です。

前の例ともども，今思えば，余計なお世話，「個の侵害」です。つまり，パワハラだったわけですが，当時はその概念が浸透していなかったため，悶々と眠れない日々を過ごすしかありませんでした。

そう考えると，この数年で，ずいぶんと職場環境をよくしていこうというムードが高まってきたのだと，嬉しくなります。

▌〔④ 人間関係の切り離し〕

●「あなたは○○さんと仲がいいから，この話，聞かない方がいいよ」
「○○さんとは，あまり付き合わない方がいいと思うよ」

key word 🔒
人間関係の切り離し（無視，仲間外し，飲み会に1人だけ誘わない, etc.…）

いわゆる仲間外れ。子どものころにもよく見かけた光景ですが，ちゃんとした倫理観を持っているはずの大人が堂々と。本当にどうかしていると思いますが，日本には「村八分」という「伝統」もありますので，今に始まったことでもないのでしょう。

先輩や上司と同じ意見でなければ気まずくなる「同調圧力」も，日本は諸外国と比べると非常に高く，それが生産性の低さにつながっているのでない

50 第2章 「ストレスマネジメント」からワンランクアップの「セルフコーチング」へ

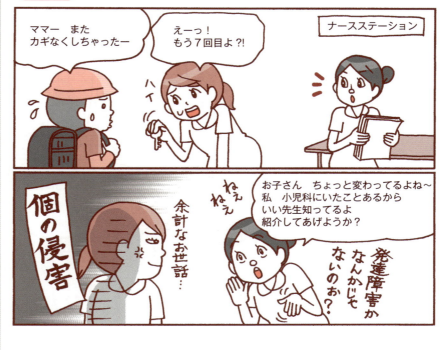

かと言われています。しかし，いつまでも「赤信号，皆で渡れば怖くない」でいてはいけません。これが原因となって，うつ病になる人や自殺者が出てからでは遅いのです。「人間関係の切り離し」はパワハラだという概念を，早急に浸透させ，予防していきたいものです。

● 「師長さん，まだここのことよくわからないでしょ？ 私が勤務表，作っておきますから」

　他科から異動して来たばかりの師長に対し，一見，親切そうな主任の言葉ですが，その思惑は……。

　勤務表とは本来，そこの責任者が管理するもの。主任は師長の仕事を奪って彼女を締め出そうともくろんでいるわけですね。これは過剰要求型のハラスメントですが，同時に，「人間関係の切り離し」でもあります。

　パワハラと言うと，下の者が被害者になるというイメージがありますが，こんなふうに，部下から上司に対しても起こりうるのです。ほかにも，たとえば，「上司だけ納涼会に誘わない」というのもこれに該当します。

　このことを念頭に置いて，スタッフ皆でパワハラの芽を摘み取り，風土を変えていこうとする姿勢が必要です。

> **point**
> パワハラは，部下から上司に対しても起こりうる。

人間関係の切り離し

key word 🔒
過大な要求

point 📍
仕事を断りたいのに断れないという人には，「二重の輪のコーチング」を！

point 📍
忙しすぎることの根本原因の解決を図ることが先決。

〔⑤ 過大な要求〕

● 「あれも，これも，ついでにそれもお願い。優秀なあなたにしか頼めないのよ。わかるでしょ？」

　どこの世界にも仕事を抱えすぎてしまう人はいるものです。「仕事を断りたいのに断れない」——こうした悩みがある人には，信念の変化が必要なコーチング，つまり，「二重の輪のコーチング」が有効です。

　しかし，断っても断っても抱えきれないほどの度を超えた仕事を依頼されるというのは，「過大な要求」というパワハラにあたります。また，経験年数から言っても，自分がやるべき仕事でないようなことを任せられたり，ビジネスの世界などであれば，到底，達成できないような売り上げ目標を与えられたりというのも，この「過大な要求」となります。

　上司の立場にある人は，部下の経験年数や力量に応じて，「職位よりもちょっと上」の仕事を与えて成長させるということもあります。しかし，いくら忙しいとは言え，相手にとって負担でしかないような仕事の与え方は，パワハラになるのです。

　病院（組織）のことを考えてのことだったとしても，「パワハラ」だと訴えられたら負けてしまう世の中です。人手が少なすぎるなら採用数を増やしてもらうように経営層に断固アプローチするなど，忙しすぎることの根本原因を解決することが先決です。そうした対応が，ひいては自分も組織をも守ることになるのです。

過大な要求

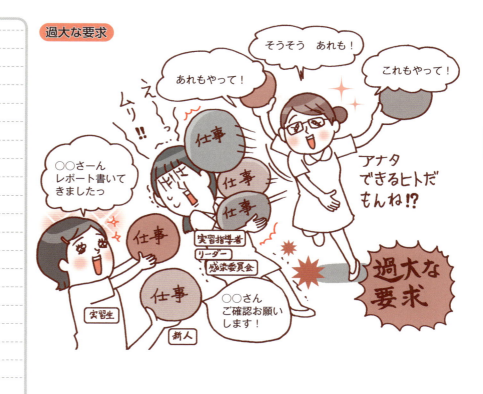

〔⑥ 過小な要求〕

●「あなたにはまだこれは無理だから，○○さんにお願いしたの」
　「ああ，余裕がなさそうだったから，やっておいたの。だからもういいよ」
　異動して来た中堅スタッフに，いつまでたってもリーダー業務をさせない。主任に昇格した人に，師長がその業務を任せない，教えない。入社して1年も経つ事務スタッフに，コピーとりしかさせない。

　これらは，「過小な要求」と言われるパワハラです。看護師や病院で働くスタッフには，キャリアラダーがしっかりと導入・整備されているところが多いので，「過大な要求」に比べ，この「過小な要求」はあまり見られないかもしれません。しかし，もしラダーなどが整備されていない病院であれば，任せられている業務をいったんすべて書き出し，1年目の仕事，2年目の仕事，……といったように整理しておくと，過小な要求，および過大な要求が起こるのを予防することができるでしょう。

key word
過小な要求

3　パワハラの域を超えた「マインドコントロール」

　さらに，ここまで来るともう「パワハラ」の域を超え，「洗脳」とか「マインドコントロール」だという事態もあります。皆さんも下記のような状況に，心当たりはないでしょうか。

▌〔否定的ダブルバインド〕

● 「私に能力がないばっかりに，本来は優しいはずの師長をここまで怒らせてしまう。私なんていっそいなくなってしまえば，それが病院にとって一番役に立つことなんじゃないかと……」

意見を否定され続け，怖くなって距離を置こうとすると，一転，仏様のように優しくなる上司。その態度の豹変ぶりに戸惑いながら，こんなふうに考え，自分を責めてしまう。

こうした「逃げられない関係」の中で，人は，相手の矛盾にたやすく洗脳されてしまいます。「逃げられない関係」とは，親や先生，恋人や親友といった，簡単には否定したり関係性を切ったりすることのできない相手を指します。

たとえば，私の母は，感情の起伏が激しい人で，明らかに不機嫌だということがよくありました。眉間にしわが寄っていて，バタン！ とわざと大きな音を立てて部屋のドアを閉めたり，飼っている犬を大声で叱ったりするので，「怒ってるの？」と聞くと，「怒ってなんかない！」と言うのです。

何か私が怒らせたというのであれば，謝ったり，解決に向けて動いたりもできますが，母は「怒っていない」ので，こちらは混乱します。

「怒っているみたいなのに，怒っていない」——相手の言語と非言語が矛盾しているとき，こちらは何とかその矛盾を解決しようと，「自分が何か気に障ることをしたのではないか」と自分を責めるようになります。

幼い子どもなら，「自分が悪い子だから，お母さんを怒らせたんだ」と，少しでもお母さんの機嫌がよくなるように，相手の望むことを自らしようとするようになります。

こうして人は，しだいに相手の言いなりになっていきます。

また，たとえば，「わからないことがあったら，自分で判断しないで何でも相談しなさい」と上司が言ってくれたので，言われたとおりに相談しに行くと，「そんな簡単なこともわからないの？」と否定されたとしましょう。

「そうか，簡単なことは相談しちゃいけないんだ」と反省し，できるだけ自分で判断しようとするでしょう。しかし，そうしていると今度は，「なぜ，相談せずに何でも決めるの！」と怒鳴られてしまったとしたら？ 相談してもしなくても怒られ，関係から逃げ出すこともできない——こんなふうに，どちらを選んでも不正解で逃げ場もない状況を，「否定的ダブルバインド」と呼びます。

本当は，相手の方が矛盾しているのですが，人の心は矛盾が苦手です。逃げられない関係性の中で，相手から矛盾した命令をされると，人は，自分を変えたり責めたりすることで，「矛盾ではない」と思い込もうとします。

矛盾した相手を変えるのは難しいので，自分を変えたり責めたりすること

---

key word 🔒
否定的ダブルバインド

key word 🔒
矛盾

54　第2章 「ストレスマネジメント」からワンランクアップの「セルフコーチング」へ

で矛盾を解消しようとするのです。「自分の判断能力が低いから叱られるのだ」と自分を責めていれば，相手の矛盾を見なくて済むからです。

これを繰り返していると，自分は悪くないのに，どんどん自分への自信が失われます。そして，矛盾している相手に対しての思考が停止し，その人の言うことに無批判に従うようになります。

やがて，「大切な人」によって洗脳されます。すぐに断ち切れる関係では，洗脳は起こりません。大切な人だからこそ，無意識にマインドコントロールされてしまうのです。

冒頭にあげた，部下のことを全否定するのに，時に優しい師長。単に，感情の起伏が激しいか，大人なのに態度に一貫性がないだけの人です。

「否定的ダブルバインド」な状況に長くいると，心身が病んでしまうことも多々あります。体調を崩して出勤できなくなれば，一時的にダブルバインドから解放されますし，いっそのこと心が病んでしまえば，相手の矛盾にはずっと気がつかないでいられます。

マインドコントロールされないためには，まずは，相手の矛盾をしっかりと認識する勇気を持つこと，そして，相手の気分や表情に操作されないことです。

医療者は，患者さんを看るために病院にいるのですから，患者さんのことを考える時間よりも上司との関係を気に病む時間が多いのだとするならば，本末転倒です。「目の前の患者さんにとってどうか」を第一優先にすること，患者さんやご家族の役に立っている自分を感じることで，自己肯定感は高まるのです。どんな状況でも医療者として質の高い医療を一所懸命に提供することが自分を守り，自分を見失わないことにつながります。

4 「部下や後輩からのパワハラ」もある

「人間関係の切り離し」のところでも触れましたが，パワハラとは，必ずしも上司から部下に対して引き起こされるものというわけではありません。職場内の優位性が背景にあるところがポイントです。

たとえば，部署異動で別の病棟から新しく配属されてきた師長は，その病棟のことには詳しくありませんよね。そういったときに，その病棟のことを知り尽くしている部下が，新師長にそこの事情や仕事を教えず無視する，飲み会に師長1人だけを誘わない，といったことも，職場の優位性を使ったパワハラになります。

また，病院で勤務していると，メールでコミュニケーションをとる機会は少ないように思いますが，企業に勤務している私の夫が，こんなことを話していました。

ある転勤先でのこと。ちょうどそのとき別件で忙しく，なかなか進められ

ずにいる仕事の案件について，部下にあたる女性が，「あの件はどうなっていますでしょうか」と，夫の目の前にいるにもかかわらずメールで，しかも，CCには夫のさらに上司にあたる人を入れて，たずねてきたのだそうです。夫の上司に「この人は仕事をしていませんよ」ということを間接的に伝えたいという意図が見え隠れするようなこの対応は，夫の名誉を棄損する行動です。CCに夫の上司を入れることによって，上司から夫に圧力をかけてほしいという本心があるわけで，これは立派な嫌がらせ，パワハラです。後でわかったことですが，彼女は，夫のように他地方から転勤して来る上司にこんな対応をすることで有名だったそうです。

　まだまだ知られてはいませんが，このように，パワハラは，上司の立場にない人であっても，起こしてしまう可能性があるものなのです。

5 キャンパスハラスメント

● 「こんな内容で発表するなんて，病院の恥さらしだ」
「エビデンスは？　お前は小学生以下か！」

　近年，よく話題に上るようになってきたキャンパスハラスメント。

　キャンパス（大学，研究機関など）では，人間関係の特殊性や，教員側の問題，学生側の変化によってセクハラ，アカデミックハラスメント（アカハラ），パワハラが起こりやすい状況にあります★。

　人間関係の特殊性とは，研究室などの狭い空間で，教員，学生が特定の少人数の人々と多くの時間を過ごすことにより，独自の研究室風土（ルールや習慣）が形成されることを指します。

　教員側の問題とは，研究にのみ関心があり，教育者としての役割や，教育上持つ自分のパワーの自覚に乏しいことなどを指します。

　学生側の変化とは，学生の多様化（社会人経験者，留学生など）が進んでいるのに，大学などがそれに十分対応できていないことや，学習意欲やコミュニケーション能力が乏しい学生が増え，厳しい指導が「不適切な言動」ととられやすくなったことなどを指します。

　キャンパスで起こるセクハラの具体例としては，教員が授業中に性的な話題を多く取り上げる，教員が学生をデートに誘い，断られると悪い成績をつける，ベテラン教員が若手教員に対して学会参加を理由に宿泊付きの旅行に誘い，断られると学会参加を認めない，といったことなどがあります。

　アカハラの具体例としては，必要以上に論文の書き直しを求める，ベテラン教員が若手研究者の研究に自分の名前を加えるように強要する，教員がレポートの紙束で学生の頭を叩く，学生の能力や人格の否定をするような言動を繰り返す，といったことなどがあります。

　そしてこのアカハラは，キャンパスに限らず，病院でも起こっているので

---

notes ★

★　キャンパスでのハラスメントに関する裁判例
大学院生に研究を中止させた教授や，「地獄を見ろ！」などと激しい言葉で学生を怒鳴っていた元教授と大学に，賠償支払いが命じられた。

はないでしょうか。

　たとえば，学会に提出する論文を上司にチェックしてもらうものの，大した明確な理由もなく，「こんな内容で発表するなんて，病院の恥さらしだ」などという侮辱の言葉とともに何度も何度も差し戻す，実習生の記録物を，何度も執拗に差し戻して新しい学習に進ませない，とういうのも，アカハラにあたる行為かもしれません。

　また，私が新人教員のころ，「生徒からの質問に答えられないときには，『そもそもそんな質問してもいいと思ってるの？　もう一回考えてから来なさい』と言って，その間に調べればいいのよ」と，ある先輩教員が「アドバイス」してくれたことがありました。

　わからないことが多かった私は，生徒と一緒に調べるのが習慣になっていたので，幸いにもこのアドバイスが生きることはなかったのですが，この言葉もまさにアカハラで，教育者にあるまじき発言だったと，今でも情けなく思います。

　キャンパスで起こるパワハラの具体例は，必要な情報を与えない，大勢の前で大声で叱責する，長時間にわたり立たせたままにする，などです。

　こうしたハラスメントを予防するには，防止委員会や相談窓口を設置する，継続的な研修によりハラスメントへの理解を促し，浸透させる，第三者評価の認証を受ける，また，学生がゼミや研究室を動けるような制度を構築する，などといった，ハード・ソフト両面での工夫が必要です。

5　もう悪口・陰口に惑わされない ——相手の価値を引き下げる人との上手な付き合い方

1 「ディスカウント」とは

　閉店時間直前のスーパーに行くと，お肉やお刺身などの生鮮食品が半額になっていたりしますよね。いわゆる商品の「値引き」です。普段なら高くて買うのを躊躇してしまうものでも，「半額なら買おうかな」と思い，買い物かごに入れます。でもこのとき，正規の値段で買うよりも，ずっとお得だったはずなのに，その商品の価値まで下がってしまった感じがしないでしょうか。

　シャネルやルイ・ヴィトンなどの高級ブランドには，ほとんどこの値引きがありません。だからそのブランド品を身にまとっていると「高級感」が漂うのでしょう。

　こういった「値引き」を，商品ではなく人に向けて行う人がいます。たとえば，学会発表の後，ほとんどの人が「すごくよかったよ！」とほめてくれる中，「あそこの表現はちょっと残念だったね」とか，「どうせなら○○調査

notes ★

★ ディスカウント
交流分析の分野では，相手の価値を引き下げるという意味。

key word 🔒

ディスる

point 📍

問題行動を見て見ぬふりをすることも，「ディスカウント」と言う。

もすればよかったのに」と，嫌なことを言う。これが「ディスカウント」★，最近の言葉で言えば「ディスる」という行為です（接頭辞"dis-"に「る」をつけて動詞化した，「disrespect する」の省略だとする説もあります）。

「ディスられ」た経験は，皆さんにも少なからずあるのではないでしょうか。悪いところばかり見て注意しかせず，一切ほめてくれない，もしくは，「あなたはそもそも主任にふさわしくなかった」とため息をつく上司。「看護部長が変わってからすべてが悪くなった」「前の師長のときはよかったのに」と不平ばかり言う部下。スタッフに罵声を浴びせる医師。

こういう，クセのある人たちが周囲にいると，とてもストレスフルで悩みの種になります。

あるいは，「2ちゃんねる」のような書き込みサイトや，Twitter や Facebook などの SNS 上で，誰かの投稿に対し，執拗に誹謗中傷を浴びせるなど。これらはすべてディスカウント，つまり，相手の価値を引き下げ，自信を失わせる言動です。

これ以外にも，忙しくなると暴言を吐いたり周囲に当たり散らしたりするスタッフに注意をしないことや，自分の勤務先病院や所属部署の悪口を平気で言うスタッフに指導ができないことなども，ディスカウントと呼びます。

本当は大問題なのに，問題視せず，「○○さんたらホントに困るよねえ」で済ませてしまう。問題を発見してしまうと解決しなければならなくなるので，無意識に気づかない，見ないようにしてしまうのです。これらは「問題のディスカウント」（問題視しないこと）と言います。

2 最も効果的なディスり方？

私は自分で会社を経営しているため，「上司」はいないのですが，まれに講演後などに「ディスられ」ることがあります。

司会からの「奥山先生にご質問などはありませんか」という声掛けに，「はいっ」と手を挙げ，大勢の参加者の前で，「先生はさっき，○○とおっしゃったのですが，△△の方がよいと思いました」との辛辣なご意見。これがディスカウントです。

教員向けの講演で，私が教員時代に，進路変更のことで悩み，荒れていた学生とかかわった経験を話していたときのことです。暴力にリストカット……こちらもとても傷ついたけれども，最後には心がつながったこと，「どんな状況でも学生は必ず伸びていく存在だと信じてかかわっていくのが大切」と涙ながらに訴え，会場の大勢の人たちも共感し，泣いてくださっていました。

そんな感動の涙に包まれた雰囲気の中で，前述の辛辣なご意見が繰り出されたのです。他の参加者もその内容とタイミングにびっくりした様子で，「一

体，何を言い出したのだろう？」と，不快そうな表情で一斉にその人に注目してしまいました。

その人にしてみれば，率直な感想を口にしただけだったのかもしれませんが，それなら講演後に私のところに来て，個人的に意見を言うこともできるはず。何も大勢の人がいる前で悪口ととられるような発言をすることもないのではと思いました。

さすがに傷ついた私は，やまき心理臨床オフィス代表・臨床心理士の久持修先生に相談しました。すると先生からは，「それ，『最高に』ディスられたんですよ。『最も効果的に』ディスるのは，その人の価値が上がっている真っ最中がいいんです。会場の参加者のほとんどが奥山さんに共感して泣いているときだからこそ，『奥山さんの価値を落とす効果が高い』と言えるんですね。なんでディスるのかと言えば，その人は，価値の上がった奥山さんのことをうらやましいと思ったから。関心のない人には，そもそも人は嫉妬しないから，落とす必要なんてないんですよね」とのコメントをもらいました。私の心はすぐに癒されました。

さらに，この1件のおかげで，ディスる人の心理や背景，成育歴について考えてみる余裕までできたのです。

3　なぜ「ディスる」のか

人をディスって得られるものは，優越感。優越感の反対は劣等感。

ディスらずにはいられない人というのは，自分は相手よりも優れているのだという偽物の自信で自分自身を支えなければいられないほど劣等感を抱えているのでしょう。

よく，「ここのスタッフはレベルが低すぎて話にならない」などと，自分の勤務先病院を悪く言う人がいます。そういった人は根底に「優秀でありたい」という自己意識があり，それと現実の自分や病院の姿を比べてしまい，劣等感にさいなまれているので，そういった言動によってストレスを発散するのです。迷惑な話ですね。

では，管理職に昇進した人なら劣等感はないのかと言えば，そういうわけでもありません。理想の上司像と自分を比べ，至らない自分に落ち込んでいたり，人望の厚い他の管理職と自分を比べて劣等感に苦しんでいたりします。

つまり，劣等感を強く感じる人というのは，「自己に対する高い理想や目標があるけれども，そこに届かない現状の自分自身を許したり受け入れたりすることができず，フラストレーションを感じている」のです。

本当は自分自身に向けるべき攻撃性を周囲に向けて放っているのかもしれません。これまた迷惑な話ですが，本人は本人で相当苦しいのかもしれません。

---

point

人は，関心のない相手には嫉妬しない。

---

point

「ディスる」のは，高い理想や目標に届かない自分自身を受け入れることができずに劣等感にさいなまれ，フラストレーションを感じているから。

59

4 「ディスる人」への対処法

　では，自分の身のまわりに，こんなふうに「ディスる人」がいた場合，私たちはどうかかわっていけばよいのでしょうか。

▌〔あなたが傷つきやすい人なのであれば，ディスる人とは距離をとる〕

　ディスる人とかかわっていると，いつディスってくるかわかりませんので，近づきすぎず，遠ざけすぎずという距離感を保つのが安全です。

　基本的に，ディスる人は，勝手に誰かと自分を比べたり，果てしなく高い理想と自分を比べたりしてストレスを一杯に抱えていて，精神的に不安定なことが多いので，他者との関係が安定しません。

　たとえば，腹を割って話し合い，長い時間を共有して，「ようやくわかり合えた！」という感覚をこちらが持った次の日に平気でディスってくることも多々あります。こんなふうに，言動に一貫性がないので，こちらも本当に疲れますし，傷ついてしまうので，心を乱されない一定の距離をとっておくのが大事です。

　相手の気持ちに配慮をせず，厳しい言葉を投げかけたり，無視をしたり，険しい表情で対応するような人には，こちらからも距離を詰めようとは思わないので，ある意味，安全なのですが，ディスる人というのは，劣等感が刺激されない状況ではごく普通の人なので，すごく仲よくなれたりします。しかし，一瞬でもこの劣等感が刺激されると，自分のプライドを守るために，ことごとく人をディスるのでやっかいなのです。

　簡単に言うと，こういうタイプの人と仲よくしていても，こちらが劣等感を刺激する対象になったとたん，関係性は崩れます。劣等感が刺激されるときと言うのは，相手が成功するか，何かがうまく行ったときです。自分と相手とを引き比べ，「自分はダメだなあ」と価値を引き下げられたような感覚を持つからです。

　「相手が上，自分が下」と感じたとき，それまでどんなに仲よくしていても，その相手は劣等感の対象となり「ディスられる」ことになります。「裏切られた」という感覚を持つことも多くなるので，傷つきやすい人は，こうした感情的に不安定な人とはやはり一定の距離を保っておくのがおすすめです。

▌〔あなたがディスられても動じない人であれば，相手の成長のため，果敢に挑みながら大きな心で包んで〕

　仲よくしていたかと思えば，ディスってきたり，そうかと思えば，また近寄ってきたり。他の人のことを高評価しているかと思えば，とたんに低評価をしたり。

---

point 📍
ディスる人とは距離をとる。

とにかく感情の波が激しくて不安定なこの「ディスる人」を,「本人も大変だろうに」とか「いいところもあるのに,もったいないな」と,余裕を持って眺めることができる人は,どんどんかかわってあげるのがよいでしょう。

自分が「ディスられる」対象になったときでも,傷つかずに,「そんな言い方は傷つきますからやめてください」とか,「この前は○○さんのことをすごく評価していたのに,急にどうしたんですか」とか,果敢にチャレンジして,相手の成長に積極的にかかわってほしいと願います（私は,できるときとできないときがありますが）。

私たち自身にも,友人や家族から足りないところを注意されてもなかなか受け入れられずに言い合いになったり喧嘩になったりという経験があると思います。

後で冷静に考えたら,「なんだ,自分が悪かったんだ」とわかって謝ったというようなこと,ありますよね。

仲のよい子が学校の水泳大会で優勝したけれど,「小さいころからスイミングスクールに通ってるんだから,よく泳げて当然でしょ」と思い,「おめでとう」が言えなかった。後でその子から,「○○ちゃんは真っ先に喜んでくれると思っていたのに,すごくがっかりした」なんて手紙をもらい,嫉妬していた自分に気がつき,落ち込んだ。たとえばこんな,経験です。

——私たちは,こういったことを繰り返して,自分の嫉妬の感情などに向き合うことができるように成長してきたのではないでしょうか。

成長の速度や場面というのは,人それぞれ違うものですが,ディスる人は,「嫉妬の感情を自分で何とかする」という心の技術を習得できていない,あるいは,もしかすると,今,まさに習得しようとしているのかもしれません。

習得には,嫉妬したりされたり,気持ちを伝えたり言い合いになったり,といった相手とのかかわり合いが必要になります。人からディスカウントされても,「今,不安定なのかな」「でも,この人にだって,いいところもあるからね」と,余裕を持って大きな心で包んであげられる人が積極的にかかわることで,相手もいつかはディスらなくてもいられるような人になるのかもしれません。人が成長するときというのは,その人のタイミングで起こります。

こんなふうに,人からディスられても動じずに許してあげられる人というのは,本当の意味で自分に自信がある人だと思います。自己肯定感が強く,自己受容が進んでいるので,相手の言葉に一喜一憂しなくて済むのです。私もいつかそうなれたらなあと思いますが……まだまだです。

5 悪口・陰口の受け止め方・流し方

私は,教育コンサルタントとしてかかわる際,まずその病院の職員満足度

調査を行って，スタッフの声を拾うことから始めます。

　記述式のアンケートをとるときに大切にしていることが1つ。それは，「この病院で働くことを友人や知人に（あるいは，入院・通院することを患者さんに）どのくらいすすめるか」を，「0」（全くすすめない）〜「10」（最もすすめる）の11段階の数値で答えてもらった後，「どんなことがあればもっとすすめたいと思えますか」と肯定的な質問をすることです。

　決して，「なぜ，この病院をすすめないのですか」とはたずねません。こう聞いてしまうと，病院の悪口や陰口ばかりを引き出すことになるからです。また，「すすめない理由」を記入したスタッフは，病院のよくない点を再認識して，嫌な気持ちで働くことになってしまいます。不満や文句といったレベルではなく，「どうなったらいいか」という「改善点」としてスタッフの声を引き出すことがとても大事なのです。

　大統領や総理大臣と直接話をしたことがあるという人はめったにいません。私たちはたいてい，直に会ったこともなく，よく知りもしない人のことを悪くは言わないものですが，大統領や総理大臣に関しては，何かと厳しく中傷してしまうこともあります。これは，彼らが私たちに対して影響力が強いからです。国のトップの決断1つで私たちの運命は大きく左右されてしまうのですから，その人を知ろうが知るまいが，言動に目を光らせておかなければならないという心理が働くためでしょう。

　役割や立場が上がると，悲しいかな，これまで一緒に仲よく働いていたスタッフから，自分に対する陰口も聞こえてくるようになることもあります。「昇進うつ病」になる前に，陰口が聞こえてきたら，「自分の立場は影響力があるから，スタッフは不安なんだな」と受け止め，その陰口が自分の人格に向けられていると大げさにとらえないことが重要です。

　誰のことでも悪く言うような人もたまにいます。私はそういった人を信用しませんし，その人が言った陰口などもサラッと受け流すようにしています。たとえ，そういう人が面と向かってあなたを中傷してきたとしても，「そこまで心が乱れるのは，さぞかしおつらいでしょうね」「人を嫌うって，結構，エネルギーを使いますものね」といった具合に，相手の気持ちを反映してあげ，自分への中傷は気に留めずに流すことをおすすめします。

　こういう人は，「『ディスる人』への対処法」のところでも述べたように，勝手に自分自身に対して高い理想を掲げ，それと現実の自分とを引き比べて劣等感にさいなまれているか，もしくは，あなた自身かあなたの持っている何かをうらやましいと思い，嫉妬でもがいているかのどちらかです。人間は，自分の欲求（何かが欲しい，何かをしたい，認められたい）が充足できない状態が長期的に継続すると，心理的緊張が強まり，他者に対する攻撃性や破壊衝動が見られやすくなるからです。

---

point
悪口・陰口を助長しないように，アンケートなどでは，肯定的な表現で質問する。

point
人は，影響力が強い者に対して，悪口や陰口を言う習性がある。

繰り返しますが，興味がない人に対して嫉妬はしません。「嫉妬している」自分と向き合い，嫉妬する相手は自分の理想像なのだと理解し，素直にモデルとできる人は成長します。しかし，自分と向き合うだけの強さがない人は，容易に相手の価値や自信を引き下げて，何とか自分の心を安定させようと必死になるのです。こういった人はあなたの価値や自信を「引き下げたい」のですから，それに応じない毅然とした態度でいれば大丈夫。そうするとその人は面白くないので，ほかの「引き下げやすい」人に対象が移ります。

　こうした人の中には，自己愛性パーソナリティ障害を持っている人もいるので，注意が必要です。躁的防衛から誇大自己が現れているときは非常に尊大で自信過剰な言動が見られますが，うつ的防衛が現れるととたんに劣等感にさいなまれて苦しむ……といったように，心のバランスを失っている人も，最近は多くなってきました。

　こうした状態にあると，悪口だけでなく，嘘や出任せでこちらを陥れようとする人も出て来ます。一定の距離をととって，必要最低限の交流だけにとどめておきましょう。

　自己愛性パーソナリティ障害については，前出の臨床心理士・久持先生に解説していただきます。

━━━━━━━━━━━━━━━━━━━━━━━━━━━━━━

　自己愛性パーソナリティ障害とは，自分を特別な存在と思い込み，他人からの高い評価を当然のごとく求めながら，一方では，他人に対する思いやりや，共感性には乏しいのが特徴です＊。

　この障害を持つ方は，基本的に強い劣等感を抱えています。そのために，時に尊大で高圧的になったりすることもあれば，逆にひどく自信をなくして落ち込んでしまうこともあり，安定しません。

　このような方と接する際には，ご本人の不安定な行動に振り回されないように一定の距離を保つ（言いなりにならない，過度に親切にしない）ことが重要であると言われています。

　不安定な行動の背景には，一貫した強い劣等感が存在します。その強い劣等感に目を向け，可能であればそれを温かく見守るような気持ちで接することが，うまくかかわるためのポイントとなります。

＊牛島定信（2011）：図解やさしくわかるパーソナリティ障害．ナツメ社。

（やまき心理臨床オフィス　代表／臨床心理士・久持　修）

━━━━━━━━━━━━━━━━━━━━━━━━━━━━━━

6　悪口・陰口が目標管理を左右

　悪口や陰口が飛び交うのが職場風土になってしまっているような組織では，目標管理がしっかりとなされていないことがよくあります。

　人間は，目標がないと，どうしても楽な方へ行ってしまう傾向にあります。

たとえば，一般企業において，派遣社員が働きを認められ，正社員になったとしても，すぐに次なる目標を立てなければ，「派遣社員のころには，あんなに頑張っていたのに」と言われるほど，仕事をしなくなってしまうことがあります。正社員になることが当面の目標だったということなのでしょう。だからこそ，次なる目標が必要になってきます。

病院であれば，管理職になるまではがむしゃらに頑張ってきたにもかかわらず，「上司から評価を受ける」立場でなくなると，徐々に変貌してしまう人もいます。部下のスタッフと一緒になって，自分が勤務する病院やほかのスタッフの悪口を言ったり，自分の落ち度を他部署に責任転嫁したり，改善を諦めたり……。

このような場合には，上級管理職には上級の，中級管理職には中級の，よほど頑張らなければ達成できないかもしれないくらいの高い目標設定が必要かもしれません。悪口も陰口も言う間がないくらいの忙しさの中では，そういった風土はできにくいものです。

人生の目標を持たない人や，目標を持っていても設定レベルが低いような人が多いときや，人間関係の質がよくない場合にも，職場への不平不満や他者への誹謗中傷でストレスの解消を図ったりする輩が出てきます。ストレスに対する防衛機制の中の「外罰」と呼ばれるものですが，自分のフラストレーションは十分な休養をとるなどして，自分で解消すべきなのです。

「周囲との良好な人間関係を保つ」という項目は，どの病院の役割定義書にも明記されていますから，不平不満や愚痴，悪口が多いスタッフは，職務を全うしていないことになります。しっかりと上司が注意して改善を促し，そこに同調するスタッフが増えないようにする必要があります。

6 自己肯定感を高める簡単な方法

さて，ここまでは，ストレスやハラスメントといった，ネガティブな状況やそれによって起こる負の感情への対処の仕方について，説明してきました。ここでは，一歩進めて，自分自身の状態をさらにポジティブに高める方法についてお話ししたいと思います。

1 自己肯定感・自尊心とは

「自分って，結構イケてるな」「自分もまんざら悪くないな」と感じることを，「自己肯定感」と言います。たとえば，他者に親切にしたり，優しくしたりすると，この自己肯定感が高まり，自分を好ましく思うようになります。

そして，この気持ちが恒常的になると，自尊心が高まるのです。自尊心とは，自分の人格や思想，言動，ありようを尊ぶ気持ちのことです。

---

point
次なる目標が必要。

point
悪口・陰口の多い人にはしっかり注意して，同調する人が出て来ないようにする。

point
人に優しくすることで，自己肯定感は高まる。

2 自己肯定感を得やすい看護・介護の仕事

　私の教育支援先の一つに，「行列のできる介護事業所」と呼ばれる施設があります。あるとき，そこのスタッフに，「介護の魅力って，何ですか」と質問したことがあります。すると，「自分自身が優しくなれるところです！」と，即答してくれました。ここのスタッフの皆さんが，いつもニコニコ笑顔で，楽しそうに仕事をしていて，幸せそうに見えるのは，なるほど，こんなふうに考えているからなのだなと納得しました。

　そして，看護や介護という職業の魅力は，やはり，こういうところにあるのだと思うのです。

　人の尊厳を大切にしながら援助することによって，自分自身も優しくなれて，仕事としての対価ばかりか，1日に何度となく「ありがとう，こんなによくしてくれて」なんて感謝をされたりする。時には，「あなたに見守られながらあの世に逝きたい」と，人として最上級の賞賛のお言葉をいただいたりもする職業です。

　一所懸命に仕事をすればするほど，人に必要とされ，「人の役に立つ喜び」を味わえる。その結果，「自分って，結構イケてる」「自分って，まんざらでもない」と，自己肯定感が上がり，自尊心も高まる。「情けは人のためならず」で，親切な人の方が自分を肯定でき，他者からの承認や感謝を受ける機会も多いので，幸福感が強いと言えるでしょう。

　意地悪や嫌がらせを受けて傷ついている人を慰めるときに，よく，「あの人（意地悪や嫌がらせをした人）は，逆にかわいそうな人なんだよ」という言い方をしますが，こう考えると納得が行きます。

　「やっぱり，看護って，介護っていう仕事は素晴らしい」——私はそう思います。皆さんはいかがですか。

3 管理職こそ現場の仕事を

　　看護・介護の現場 ⇒ 優しい行為（看護・介護）⇒ 自己肯定感・自尊心の
　　高まり ⇒ 幸福感

　こう考えると，看護職・介護職が管理職となった場合，スタッフに現場を任せきりにするのは得策ではないでしょう。白衣の天使が天使でいられるのは，やはり，患者さんや利用者さんにかかわっているからこそです。看護職・介護職は，「患者さんのために」「利用者さんのために」と，頑張る自分を誇らしく思うように育っています。「看護・介護の仕事が好き」＝「そんな自分が好き」なのです。

　前述のように，「自分って，まんざらでもない」という気持ちを，ここでは「自尊心」と表現します。自尊心という言葉は，「あの人って，プライド高す

point 📍
患者さんと触れ合う機会が減ると，医療者の自尊心が満たされない。

key word 🔒
正当な自尊心

ぎるよね」と言うような文脈でも使ってしまうので，なんだか「上からの感じ」があり，誤解されやすいのですが，「正当な自尊心」を持つことは，自分や人を幸せにします。自分を大切にできる人は，他者のことも大切にできるからです。

私の知人にも，普段は結構な毒舌なのに，患者さんの前となると，とたんにその背中に天使の羽が生えて見えるような心優しい看護師さんになる人が大勢います。やはり，看護職・介護職は，現場で患者さんや利用者さんにかかわってこそ，天使でいられるからではないでしょうか。

管理の仕事の効率を上げたり，自分でなくてもよい仕事は他者に任せたりして，現場で患者さんと触れ合う看護・介護をする。これが，看護職・介護職が高いモチベーションを保ち続けることのできる，簡単な方法であると，私は思います。

7 コーチング＋メンタルトレーニングで限界を突破する

第3章でも登場する，私の会社の認定コーチの鈴木さん。今や，目標管理面接のトレーニングで全国引っ張りだこの彼女ですが，トレーニングを受ける前までは，「認知のゆがみ」が激しく，自律神経失調症を発症する手前まで行っていました。

当時の彼女は，管理職に反発ばかりしていたと言います。そんなにも反発していたのはなぜなのかは，本人にもわかりませんでした。

しかし，本人にもわからなかったその理由が，コーチングを受けることで引き出されたのです。実際のコーチング場面をもとに，紹介していきましょう。

その前にまず，たびたび登場するこの「認知のゆがみ」（文脈によって，「思考のワク」とも表現しています）とは何かということから説明します。

1 「認知のゆがみ」「思考のワク」とは

ある体験により，自分自身の物事の見方がゆがんでしまった状態を，私は「認知のゆがみ」と表現しています。「認知のゆがみ」とは，先入観のことでもあるので，「認知のゆがみ」＝「思考のワク」と説明したりもします（表3）。

video ▶️

2 よくないことは一時的なもの・過去のものとする「見方」を使ったフィードバックで反抗的態度の背景に気づかせる 〔動画あり〕

話が前後しますが，「管理職ならこうあるべき」「師長なんだから，スタッフの声を大事にするべき」という管理職に対する認知の仕方が鈴木さんを反発に導いていたことは，彼女がコーチングを学ぶことで自分に向き合うこと

表3 認知のゆがみ／思考のワク

ゆがみの思考法	傾向	修正	思考の例	合理的反応（考え）
1. 完璧主義思考	物事を正しいか間違っているか，白か黒か，全か無か，と極端に思考する。	0か1かのような極端な考え方をやめる。二元論をやめる。	初めて院内研修の講師を務めたが，私の教え方は全然ダメだった。 この病院はレベルが低い。全然できていない。課題が最後まで終わりそうにない。もう出しても無意味だ。	アンケートには「熱意のある説明がとても心に響いた」とも書いてあった。すべてが悪いわけでもないな。二元論はやめよう。完璧なものなんて世の中にはない。途中でも勉強になることはあるし，先輩も努力だけは認めてくれるかもしれない。出さないよりいいな。
2. 過度の一般化	否定的なことが，いつも起きているかのように過度に一般化する。	「いいこと」があったことを思い出すようにする。	娘はいつも私に反抗をする。 あの新人は必ず報告を忘れる。 いつも，絶対，必ず，全然〜ない，一度も〜ない。	いつも反抗ばかりしているというのは大げさだ。ついこの前は素直だった。 回数は少ないが，忘れないときもあった。 いつも，絶対，必ずではなく例外もある。極端に考えるのはよそう。
3. マイナス化思考	肯定的なことを否定する。	肯定的なことを認める。	新しい白衣を「似合うね」とほめられたが，「こんなの通販で買った安物よ」と否定した。 私は扱いやすいから，主任にしたいだけだろう。	ほめてくれたのだから，素直に受け取ろう。 私なりのマネジメントができることを期待してくれているのかも。
4. 心の読みすぎ	あの人はこのように思っているに違いないと勝手に憶測する。	相手の気持ちを自分の考えで憶測しない。	部長は会議で私の提案に多くの質問をしてきた。きっと私を嫌っているに違いない。 新人は私のことを厳しい先輩だと思っているだろう。	よい提案と思っての質問かもしれない。勝手に憶測するのはやめよう。 人の心を勝手に読むのはやめよう。
5. 先読みの誤り	心配性の人は，物事を悪い方へ悪い方へと作り上げてしまう。	プラス思考。	私が主任になっても，きっと病棟はまとまらないだろう。 管理職なんて大変なだけ。早く帰れないし。	やってみなければわからない。勝手に悪い方へ考えるのはやめよう。 未来は作っていくもの。自分から早く帰るようにしよう。
6. 決めつけ	自分の気持ちと現実を，一緒のものと考える。	感情と現実を区別する。	人は裏切ると思う。だから，信じるのは危険だ。 飛行機は落ちると思う。だから，乗るのは危ない。	裏切る人もいるけれど，誠実な人も多い。決めつけるのはやめよう。 飛行機より，身近な車の事故の方が確率は高いよな。

67

表3 続き

ゆがみの思考法	傾向	修正	思考の例	合理的反応（考え）
	A＝Bと根拠なく決めつける。Xだから Y と決めつける。	根拠なく決めつけない。	上司は勝手。	勝手な人は多いが，そうでない人もいる。
			男はオオカミ。	オオカミでない男もいる。
			水を飲んでも太る。	生活習慣に何か原因があるのかもしれない。
			忙しい。だから人に優しくできない。	忙しいからこそ，心をなくさないようにしていこう。
			時間がない。だから勉強できない。	勉強はいつでもどこでもできる。できることから始めよう。
7.「〜べき」思考	こうあるべきだと自分の考えを押しつける。	〜であるに越したことはないが，そうでないときもあると柔軟に考える。	社会人なんだから，遅刻などもってのほかだ。提出物の期限は人として守るべきだ。	時間を守るのは大事なことだ。でも，いろんな事情で遅れてしまうこともある。限定してイライラするのはやめよう。
			上司への報告は忘れるべきではない。	新人などには，報告するべきと判断できないときもあるかもしれない。報告できるように育てていこう。
8. レッテル貼り	自分や他の人の失敗があると，レッテルを貼って見てしまう。	レッテルを剝がす。	あの人は以前，インシデントを起こしたことがある。今回の失敗もあの人がかかわっているに違いない。	以前失敗したことがあるからと言って，今回もそうだとは限らない。レッテルを貼って人を見るのはやめよう。
			教育を担当した新人が辞めた。私は指導には向かない。	一度の経験でレッテルを貼るのはもったいない。
9. 個人化	すべてを自分の責任だと考えてしまう。	原因を冷静に分析してみる。	こうなったのはすべて私が悪いのだ。	他の人の要因や環境要因をも考えてみる。
			新人の育ちが悪いのは自分の教え方のせいだ。	責任円グラフを描いてみる。
			スタッフが辞めたのは自分が異動を命じたせいだ。	自分のせいだけで起こったわけではない。自分を責めすぎないようにしよう。

ができ，薬を飲まずに自律神経失調症を克服した経緯とともに，第3章の**2**で詳しく紹介しています。

　師長にスタッフの悩みを報告したとき，「後で」とか「それはできない」と言われると，すぐさま，「師長のクセに！」と反発する。それが高じると「もうダメだ。こんな師長の下では働けない」と退職してしまう。この繰り返しだった鈴木さんは，コーチングトレーニングを受け，今ではなんと，「師長さんの気持ちを，反抗せずに汲み取りたい」と思うほどまでになりました。今

後は，できれば上司と折り合いをつけながら，組織で働きたい。でも，反抗しないでいられるかどうか，少し自信がない。こうした状況でした。

コーチ役を務めた理学療法士（以下，コーチ）は，「師長さんに反抗せず，気持ちを汲み取りたい，ということを止めているものは何ですか」と，「二重の輪のコーチング」のお約束の質問をしました。

鈴木さんは，最初に働いた病院の師長さんがとてもよい方で，こんなことやあんなことをしてもらった，親のように本当に大切にしてくれたと涙ながらに話し始めました。その次に働いた病院の師長さんもとても優しい方だったと饒舌に語ります。

ひとしきり話をしてすっかりいい気分になった（連合）彼女は，「もしかすると，その師長さんらと比べてしまって反発しているのかもしれない」と，自己洞察を始めました。

「師長にはこうあってほしい」「こうすべき」という自分の理想を，ほかのこれまでの上司に当てはめて評価していたけれど，それは自分の考えであって，相手がそうあるかどうかは相手の自由なのだと今は思えると話しました。

コーチはそれに対して，「当時は，そう思って反発していたのですね」と，反抗していたのは過去であることを強調しました。これはコーチングの，よくないことは一時的なもので過去のものであるとする「見方」を使ったフィードバックで，高度なテクニックです。

こうして鈴木さんは，自分の理想の上司像からほかの師長さんを評価し，自分の理想に当てはまらないときに反発という形をとっていることに気づいたのです。

鈴木さんは，「認知のゆがみ」の1番の完璧主義思考と，7番の「〜べき」思考で，自分自身を苦しめていたのです。

反発という形をとってはいても，常にイライラが募るばかりで，精神的に安定しません。他人は自分の思いどおりにはならないのですから，相手に求めるものが多ければ多いほど怒りは爆発し，自分の感情が揺らぎます。

反発された側の師長も人間ですから，イライラして，鈴木さんを「かわいい部下」と思えなくなるでしょう。

結果として，師長との人間関係が悪くなり，そこにまた幻滅して退職する，といったことが繰り返されてきたことに，彼女はコーチングによって気づくことができたのです。

3 反抗的態度の肯定的意図を引き出す

さらにコーチは，「当時，反発することで得られてきたことは何ですか」というように，鈴木さんの肯定的意図を引き出す質問を重ねていきました。「反発することで得られてきたことは何ですか」

---

key word 🔒
完璧主義思考，
「〜べき」思考

point 📍
反抗的態度のスタッフには，「反抗することの肯定的意図」を引き出す質問を。

――「自分の意見が通せて，患者さんのリスク改善ができました」

「それによってさらに得られることは？」

――「安全な看護が提供でき，病院の評判がよくなります」

「それによってさらに得られることは？」

――「自分の仕事に誇りが持てます」

「それが得られるとどうなりますか」

――「看護師という仕事を選んでよかったと思えます」

「するとさらに？」

――「私に看護師になってほしいと願っていた親に，親孝行ができます」

「するとさらに？」

――「親孝行できている自分が幸せになれます」

「すると？」

――「穏やかになれます」

というように，肯定的意図が次々と出て来ました。

key word 🔒
肯定的意図

　自分の理想像でない上司に反抗してばかりいた鈴木さんの肯定的意図はなんと，「穏やかになれる」というものだったのです。

　これには，この様子を見ていた私も，他のコーチ陣も驚き，そしてコーチングの素晴らしさを再認識しました。

　そしてコーチは，反発して得られていたことが穏やかになれるということを肯定的意図の答えとして，質問を終え，「看護に対して，とても熱い気持ちを持たれているのですね」と，鈴木さんの反発を「リフレーム」しました。

key word 🔒
リフレーム

「リフレーム」とは，先入観を手放し，とらえ方を変える手助けをするテクニックで，これも本当に高度なものです。

4　メンタルトレーニングの手法「アンカーリング」でリソースを増やし，限界を突破させる

　次にコーチは，「アンカーリング」というメンタルトレーニングの手法を使って，鈴木さんのリソースを増やすことを試みました。

　アンカー（anchor）とは，船の「錨」という意味で，アンカーリングとは，過去のリソースフルな状態を思い出させ，そこで感じているよい気分を改めて体に記憶させる，体の奥深くに覚え込ませることによって，今後も必要なときに活用し，ゴールを達成させるという高度な技術です。

　今のところこの技術は，コーチングというよりもスポーツの場面において，メンタルトレーニングの一つとして活用されることの方が多いかもしれません。

　私自身もスポーツをしていたので，緊張が高まる場面などではよく活用していました。

私のYouTubeチャンネルに，2005年に選手として出場した「晴れの国　おかやま国体」での試合場面をアップしていますが，レシーブの前などに私がしきりに左手の手首を触っているところが映っています。これは，私が予選を勝ち抜いたときの何とも言えない勝利感を，左手首にアンカーリングをしたことを示します。試合中，緊張感が高まると，ここを触って体の緊張を緩和していました。手首を触った後，得点率が多いのが見て取れると思います。

私はこのアンカーリングを，医療の場面でも，誰もが活用できるようにしたいと思い，自社のコーチ認定試験で，習得すべき必修技術として取り入れています。

今回のコーチは，鈴木さんへのコーチングでこのテクニックを活用し，リソースを増やして，今後，上司の立場にある人に反抗したいと思ったときに穏やかで落ち着いた気持ちになれるようにと試みました。

動画では，開始から16分以降に，コーチがこのテクニックを使っています。

なお，アンカーリングは，相手の体の一部に触れながら行うテクニックですので（話し手が自分自身で体に触れてアンカーリングすることもできます），このコーチが，テクニックの説明をしてからアンカーリングに入るようにした導入も，とてもよかったと思います。

5　過去のよい出来事を引き出し，連合させる

コーチが，「最初の師長さんのお話を聞かせてもらっていいですか」と質問すると，鈴木さんは，病院を辞めると大騒ぎしたとき，その師長さんが親身になって止めてくれたことや，准看護師から正看護師になろうと進学を決めたことを報告に行ったとき，大喜びして一緒に泣いてくれたことなどを話し出しました。

話しながら感極まって涙が出た瞬間，コーチは彼女の左肩に手を当て，リズムよく圧迫し始めました。

これがアンカーリングのテクニックです。

いい過去に連合し，いい気分（リソースフル）になっているところで，その状態を体の一部分に覚え込ませるのです。

次にコーチは，このアンカーが体に降りているかどうかを試すために，「深呼吸をして，肩を回しましょうか」といって，ブレークステートを促しました。

ブレークステートとは，今の状態（state）を切り替える（break）というテクニックです。アンカーリングを試みた後，本当にアンカーができているかを確認するときは，いったん，こんなふうにブレークします。

そして次に，「では，左肩をご自分で触ってみてどうですか」とアンカーが降りていることを確認し，「今後，上司となった方に反発したいと思ったとき

---

point

アンカーリングで限界を突破することができる。

key word

ブレークステート

には，この部分を触って，落ち着いた気分を取り戻してみてください」と声をかけ，鈴木さんのさわやかな笑顔を見て，コーチングを終えました。

6 医療の場面でも「アンカーリング」の活用を

　実はこのときのコーチングは，私の会社のコーチ認定試験の場で行われたものだったのですが，このコーチ役を務めた理学療法士が1番の成績で表彰されたことは言うまでもありません。

　しっかりと高度なスキルを自分のものにしたコーチは，後輩や部下にはもちろん，患者さんにも自然にアンカーリングを使うことができるようになるでしょう。

　「アンガーマネジメント」が注目されていますが，「怒り」というものには必ず原因があります。怒りを押さえつけるだけでは，私は根本解決にはならないと思います。ですが，メンタルトレーニングの要素の強いこのアンカーリングを使うことができれば，未来に起こるかもしれない反抗をも予防することが可能なのです。

　スポーツの世界だけではもったいないこのアンカーリングを，臨床場面で活用できる人々が増え，ぜひ，自分自身の行動をよりよいものに変容させ，仕事や日常生活でのパフォーマンスをさらに上昇させてもらいたいと，心より願います。

　たとえば，身近な医療の場面では，医療者であれば，「検査介助時，オペの直接介助時の緊張」や「人前で話すときの緊張」，患者さんであれば，「痛みに弱く，検査を受けるのが怖い」といったときに活用できますよ。

point 📍
アンガーマネジメントから「アンカーリング」へ。

こんなシーンで！
—医療現場でのコーチングテクニック活用例—

	肯定的意図の理解
	脳梗塞後，興奮とこだわりが強くなり，車椅子への移乗介助をしようとすると，前の担当者と比較して介助を拒否する患者さんへの対応

　看護師になりたてのころ，このような経験をしました。「前の人は……」と言われるとがっかりしてしまい，患者さんのところに行くのを避けてしまう自分がいました。

　そんなとき，当時の師長から，「どんなときでも，看護は患者中心よ」と注意を受け，「患者さんと接して傷つく自分を守ることばかり考えていた自分」に気づくことができました。

　はっとした私は，脳梗塞後に出て来た「こだわり」だから……とあきらめてしまわず，改めて「患者さんのこだわりは何だろう，こだわることで得られるものは何だろう」と考えてみました。

　コーチングでは，どんな状況でも人間は「何かを得るために進んでいる」ととらえます。そして，その「何か」の多くは，その本人を幸せにする意図があります。これをコーチングでは，「肯定的意図」と呼びます。

　患者さんに詳しくたずねると，移乗介助のときの私たちの車椅子のセッティングと立ち位置，手の入れ方，声掛けなどがバラバラなのだと怒りを表出されました。それを聞いた私は，これらをスタッフ間で統一できるように，床にビニールテープを貼り，車椅子の位置と角度を同じようにセットし，また，患者さんの支え方と声掛けも，患者さんが「いい」とおっしゃるスタッフのものにできる限り合わせ，介助技術の統一を呼びかけました。

　すると患者さんは，どのスタッフでもすんなりと安心した笑顔で移乗に協力してくださるようになりました。

　「同じように介助してもらうこと」で得られるのは「安心感」であろうと，患者さんの笑顔を見て，私は思いました。

　この経験から私は，患者さんからクレームを頂戴する際でも，自分が傷つくよりもまず，「怒りの中にある，患者さんの得たいこと」つまり，「肯定的意図は何だろう」ということを考えることができ，楽になりました。ぜひ，参考にしていただけたら幸いです。

（愛育会 協和メディカルクリニック 看護師・有馬百恵）

第3章

リーダーに求められる 「ライフコーチング」 力

1 多様な価値観が尊重される時代に

1 「ダイバーシティ」 とは

　近年，さまざまな分野で耳にするようになった「ダイバーシティ」。もとは，社会的マイノリティの就業機会拡大を意図して使われることが多かったのですが，現在は，性別や人種の違いに限らず，年齢，性格，学歴，価値観，宗教，障害の有無などの多様性を受け入れ，広く人材を活用することで生産性を高めようとするマネジメントについて，こう称しています。

　日本においては，少子高齢化が進み，多様な人材を積極的に活用していかなければ，労働人口の確保が難しい世の中となってきたこともあり，企業において急速に叫ばれるようになってきました。

　しかし，まだまだ「女性の積極的活用」くらいにしか理解されていないところも見受けられます。働き方改革などのブームの到来も伴い，今後は，これまでの「常識」と言われてきたことを見直さざるをえない時代になっていくことは間違いないでしょう。

　人間は，すぐに変わることはなかなか難しいものですが，何とかこの時代の変化にうまく適応していきたいものです。

2 目標・ゴールの設定と価値観

point

価値観とは，人生において大切にしていること。目標・ゴールの設定においては，それらがその人の価値観を満たすものであることが大切。

　私の行うコーチングには，必ず対象の「価値観」を大切にしながら進めるという大前提があります。価値観とは，人が生きていくために大事にしていることで，愛，健康，調和，信頼，家族，挑戦，満足，成長といった抽象的なものです。これらの価値観を満たすため，私たちには日々，さまざまな目標やゴールや手に入れたい物が出て来ます。ゆえに，ゴールを達成すると，また違った目標が出て来ます。

　険しくて急な坂道を登るような目標を立てると，ゴールの根底にある価値観とバッティングしてしまうので，ゴールを目指しているときは苦しいばかりになってしまいます。短期的なゴールなら何とか達成できるかもしれませんが，これが長期的なゴールだと，モチベーションが維持できずに息切れし

てしまいます。

　ゴールの設定は，ゴールを追って行くときも，その人が自分の価値観を満たしながら進んでいることが大事です。つまり，目標に向かっているそのときも，そのときこそ，幸福感に満ちているということが重要なのです。

　こんなふうに，価値観は私たちのモチベーションの源泉であり，これらの存在をないがしろにしてゴールを設定しても，目標が達成できないということが起こります。

　コーチング団体の中には，計画どおりに行動を起こせないときに対象を叱るところもあるようですが，長期的に見て，うまく行かない方法でしょう。

　そしてこれは，なにもコーチングの場面でのみ大切だということではなく，私たちの日常業務においても同じです。

　私はよく，病院などの管理職の立場にある方々から，目標管理面談が苦手だという相談を受け，研修や，面談のトレーニングにうかがいますが，実はこの目標管理面談は，本書でご紹介している「一重の輪のコーチング」そのものなのです。

　病院によっては，さまざまなコーチングを学んで組織的に導入しているというわりに，目標管理がうまく行っていないというところがたくさんあります。それは，前述した，「対象の価値観」を意識せず，目先の目標ばかりにとらわれてゴールの設定をしているからなのです。

　目標管理がうまく行かない理由はただ一つ。「組織の目標」は，しょせん，「組織の目標」にすぎないからです。大切なのは，他人事である組織の目標をどう自分事にできるか，なのです。

　「自分事にする」というのは，組織から降りて来る目標を，自分の価値観に照らし合わせ，融合させること。組織の方向性はわかった，では，「どのような目標を立てたら組織もよくなり，自分自身もやりがいを感じられるようになるのか」を，ピタッと来るまで考え続けることが大事です。

　そして，目標が決まり，その目標を見てメラメラと燃えてくるようであれば，自分自身の価値観とばっちりリンクしていると言えます。

　しかし，「相手の価値観を尊重する」というのは，口で言うほど簡単にはできないものです。

　次にご紹介するのは，仕事よりもプライベートを優先する中堅看護師に対する，目標管理面談の事例です。

　仕事よりも，趣味や自分自身の生活の充実を大切にするといった価値観は，私の世代ではめずらしいものでした。私と同世代の師長さんであれば，ついつい，「ちょっと！　私たちのときなんかはねえ！」なんて，武勇伝の一つも話したくなってしまうのではないでしょうか。しかし，そうするとこの

---

point

目標管理面談は，「一重の輪のコーチング」そのもの。

key word

自分事にする

中堅スタッフには,「師長の価値観を押しつけられた」ととらえられてしまうかもしれません。また,このスタッフと同世代の人であっても,私の世代のような価値観を持って働いている人もたくさんいますので,「ジェネレーションギャップ」の一言では済ませられません。このようなスタッフは,今後,増えていくことでしょう。

　この意識の違い,一体,どうしたらよいのでしょうか。「コーチングマインド」で行う目標管理面談の流れを辿りながら,見ていきましょう。

　面談者である師長は,私の会社の認定コーチでもあり,コーチングのプロ。プライベートを優先する相手のあり方を否定することなく（ここが非常に素晴らしい点です）,行動変容に導いた成功事例です。

point 📍
相手のあり方を否定せず,行動変容に導く。

Case Study

仕事よりもアフター5が大切な中堅看護師への目標管理面談

① 課題を設定する

　新卒で入職し,今年で6年目の29歳の看護師。経験は,一般病棟のみです。性格は,明るく真面目。いつも笑顔で,誰にでも優しく接することができ,周囲の評判はとてもよいようです。

　仕事はていねいで,定例の業務なら最後まできちんとこなすことができますが,急変や緊急入院などが重なり,業務量が自身の力量を超えてしまった場合であっても,性格上,ほかのスタッフに仕事を頼むことができず,超過勤務となってしまいます。

　また,看護に関しての情熱があまりなく,プライベートを優先したいと,院内外の勉強会や学会に参加することもほとんどなく,自己研鑽の姿勢が見られません。学会に関しては,発表はおろか,参加も,できればしたくないとのこと。

　この病院の教育ラダーでは,4年目でリーダー業務と学会発表を行うことがあげられているため,こんなふうに,いくら人柄や勤務態度は申し分ないとは言っても,人事評価を上げることはできません。すでに同期には大幅に遅れをとっています。いくらプライベートを優先するタイプであっても,このまま同期と差がつきすぎては,精神衛生上もよくないでしょう。彼女の上司である師長は,歯がゆい思いをしています。

　もともと,業務に関しては勉強熱心なところのある彼女。今後は,看護に関して学ぶことが楽しいと思えるようになってほしい,看護の仕事にやりがいをさらに感じることができるように成長してほしいと考え,面談に当たり,師長は,下記の課題を課すこととしました。

76　第3章　リーダーに求められる「ライフコーチング」力

〔課題〕

・リーダー業務を担い，チームスタッフを引っ張っていけるようになること。

・勉強会への参加や，学会発表などに興味を持ち，自己研鑽を積む姿勢を持つこと。

② リーダー業務を拒む理由を引き出す

　面談に際しては，勤務態度の自己評価のほか，今年度に達成した目標，来年度の目標などもあらかじめ評価表に記入し，持参してもらいます。教育ラダーを確認して，今の自分の課題が何であるかを明確にし，その上での目標立案となるよう，師長は事前に指導しました。

　しかし，本人からは，来年度の目標として，「リーダー業務ができること」という項目があがっていませんでした。その理由は，業務が煩雑になると仕事が滞るので，まだリーダーをやる自信がないからとのこと。また，今以上に仕事が増えるとプライベートの時間が少なくなってしまい，モチベーションが維持できないかもしれないという本音も話してくれました。

　プライベートでは，料理や生け花，ダンスを習っていて，ダンスに関しては，定期的に大会にも出場しており，いつか上位に入りたいという夢があること，35歳までには結婚をして，子どもも欲しいと思っているので，「婚活」のために料理や生け花も習っているのだということも話してくれました。

　また，リーダーになると，定時で帰りづらくなり，これら習い事に支障が出るし，勉強会に参加したり学会発表をしたりするほど仕事へのモチベーションはないため，今のままでいたいとも話してくれました。

③ ロールモデルを探る

　普段の彼女の誠実な仕事ぶりや人柄と，目の前の彼女の発言になんとなく違和感を覚えた師長は，看護師を目指したきっかけを聞いてみることにしました。すると，幼いころからスポーツが好きだった彼女は，よく捻挫し，近所の整形外科に通っていたとのこと。そのクリニックの看護師さんが，いつもニコニコしていて優しく，彼女にあこがれて看護の道を志したのだそう。

　「彼女の目指す看護師像は，今のところ，そのクリニックの看護師なのかもしれない」と，なんだかようやく彼女のことが理解できたような気がしました。

　急変などがない日に仕事をこなしている彼女は，そのときのあこがれ

の看護師そのものなのかもしれません。しかし，病院に勤務する看護師は，日々の業務をそつなくこなすと同時に，研究やマネジメントの観点も求められます。日々，さまざまなことが起きる中で，どう解決を図るかを瞬時にとらえる能力が必要です。

④「一重の輪のコーチング」で目標を明確に

　仕事においてどうしてもチャンク（物事の大きさ，人が物事をとらえる大きさ）が小さくなるのは，もとのロールモデルの域にすでに達してしまっているからではないか。つまり，今の彼女が，あこがれた看護師そのものになれてすでに夢が達成された状態だとすると，新たなモデルがあれば，今の状態を打破することができるかもしれない……。

　そう考えた師長は，早速，「今いる部署にも，家庭を大切にしていて，子どもの保育園のお迎えなどがあって残業はできないけれど，そつなくリーダー業務をこなしている先輩がいるでしょう。その中で，『自分もこんなふうになれたらなあ』と思う人は誰ですか」とたずね，可能な限りロールモデルをあげてもらいました。

　「A先輩，B主任，……」とあげていくにつれ，彼女はしだいに元気で饒舌になり，ついには，「先輩たちみたいにできるなら，リーダー業務もしてみたいです」という発言が出ました。

　こうして彼女は，日常で新しいロールモデルを決めることができました。人は，ゴールを達成したら，早く次のゴールを設定しなければ，中だるみのような状態になることが多いものです。そこに気づき，この師長は，うまく目標を明確化できました。「一重の輪のコーチング」テクニックです。

　また，急変などがあっても定時に帰ることができた日を思い出させ，「先月の日勤のとき，ほら，○○さんの転院なんかもあった日，忙しかったけれど，定時で帰れたでしょう？　どうしてだと思う？」とたずねると，「C先輩が，『これは私がやっておくから，転院と入院だけ受けて』と，業務を請け負ってくれたからです」と振り返ることができました。

　これは，「過去の成功体験を引き出す」というテクニックです。この質問に対する彼女の答えから，早く帰るために必要なこと，そして，できたことが明確になりました。この質問に答えることで，「忙しくても早く帰れたこともあったなあ」という「よい過去」に戻り，リソースフルな状態（自信に満ち，何でもできるような気持ち）になります。面談で大事なのは，相手がよい気分や状態になってさまざまなことを考えられるようにリードすること。リソース（本人の資質や条件や財産など，活用できるもの）のない状態では，いくら未来の目標を考えたとしても，よ

---

point ●
新しいロールモデルを持つ。

point ●
過去の成功体験を引き出し，相手をよい気分にする。

> **point**
> 面談者の状態管理能力
> が，目標管理面談のよし
> あしを決める。

いアイディアも浮かばなければ，モチベーションも上がりません。面談をする側の状態管理能力が面談のよしあしを決めると言っても過言ではありません。

さらに，リーダー業務を担いながらも，定時で帰ることができているモデルの先輩たちに，自身が早く帰ることのできなかったケースを想起してもらって，「こういうときには，どのような仕事を優先し，具体的にはどの業務を誰に依頼すればスムーズに行ったのか」というアドバイスをもらって来ることを，翌週の2次面談までの課題としました。

⑤「二重の輪のコーチング」で「ほかの人に仕事を頼めない理由」を明確に

急変などが重なって，業務量が自身の力量を超えてしまった場合であっても，ほかのスタッフに仕事を頼むことができず，超過勤務となってしまうことも，彼女の問題点でした。本心では頼みたいのに頼めず，どうしても仕事を抱えてしまうのです。

> **point**
> 「仕事をほかの人に頼み
> たいのに頼めない」（「〜
> したいのにできない」）
> ➡「頼むことを止めてい
> るもの（考え）は何？」

師長は，「ほかの人に仕事を頼むことを止めているものは何？」とたずねました。これは，「〜したいのにできない」という悩み，つまり，「葛藤」を明らかにしようとする，「二重の輪のコーチング」のテクニックです。

彼女は，「患者さんが私に依頼したことは，やっぱり自分でするべきなんじゃないかと思うからです」と答えました。また，仕事は完璧にしたいと考えており，誰かに頼んでも見直しをしなければ気が済まない，そうすると，最初から自分でした方が早いと感じてしまうため，ほかの人には頼めないのだとも話してくれました。

> **point**
> ポジションチェンジ
> ➡「あなたが先輩の立場
> だったら？」

そこで，「それでは反対に，ほかのスタッフが仕事を一杯抱えていて大変そうなとき，あなたならどう対応する？」とたずねました。反対の立場になったとしたらどうかという問い掛け，これは，「ポジションチェンジ」というテクニックです。すると，「手伝いたいし，手伝います」と答えたので，「皆も同じ気持ちで，あなたのことを手伝いたいと思っているはずよ」と伝えました。

また，「あなたに用事を頼んだ患者さんが，『自分が用事を頼んだから，この看護師さんは残業することになったんだ。申し訳なかったなあ』と後悔していたとしたら，どう思う？」とたずねると，「患者さんに後悔させては逆に申し訳ないです。……そうですね，実際，患者さんからそう言われたこと，あります」と彼女。

さらに，「先輩が，『仕事を完璧にしたいから，ほかの人には頼めない』と思ってあなたに仕事を依頼しないとしたら，今のあなたはこんなに仕事ができるようになっていたかな？」と言うと，「あっ，私は信用して任

せてもらってきたのに，失礼ですよね。そうやって育ててもらってきたのに……」と，はっとした表情を見せ，今後は，仕事を抱え込まず，ほかのスタッフに頼めるようになりたいと，真剣な様子で話してくれました。そしてこの面談後，おそるおそるではあるものの，ほかの人に仕事を頼む彼女の姿が見られるようになったのです。

⑥ 行動変容に導く

彼女の言葉の端々からうかがわれた，「〜べき」思考（〜すべきと考えること）や完璧主義思考を見直すきっかけになるような問い掛けを行ったこと，また，「リーダー業務＝早く帰れない」という決めつけに対し，「本当にそうなのか」と考えさせたことが，行動変容につながりました。

勉強会への出席や，学会発表に関しては，いつもていねいに仕事に取り組み，疑問点があれば熱心に調べ，業務改善につなげる工夫をしている姿を評価し，学習すること自体は嫌いではないのではという見解を伝えました。その上で，勉強会に出席すれば仕事上の悩みも解決しやすいし，研究や学会発表は，共同で行うこともできると，ハードルを下げる声掛けを行いました。

最後に，「ダンスに料理にと，何事にも勉強熱心なあなたなら，何でも工夫しながら楽しんでできるようになるよ」と，やる気の出る言葉を選んで励ますと（「暗示」というテクニックです），「なんだか，リーダー業務も学会発表もできそうな気がしてきました。自分のペースで，少しずつでもいいんですよね」との発言も聞くことができました。

コーチングで最も大切なのは，相手の行動変容です。自然に患者さんの立場に立って考えることができたり，ほかのスタッフの思いを感じ取れたりすれば，行動は容易に変わります。

教育について考えるとき，イソップ寓話の「北風と太陽」を思い出します。「あなたももういい加減，中堅どころだというのに，リーダーはやりたくないだなんて，言っていられないでしょ！」なんて「北風」にならなくても，コーチング力さえあれば，ポカポカと暖かく照らすことで旅人のコートを脱がせることができます。忙しい現場にあっても，私たちはやはり，「太陽」でありたいものです。

---

key word 🔒
「〜べき」思考，
完璧主義思考，決めつけ

point 📍
「あなたならできる」は，
よい暗示となる，パワフルな声掛け。

point 📍
「北風と太陽」の「太陽」のあり方で，行動変容を促す。

---

2 スタッフを患者化しない ——「配慮によって輝く人たち」へのかかわり方のコツ

2016年4月，障害者差別解消法（合理的配慮）が施行されるに当たり，医

80　第3章　リーダーに求められる「ライフコーチング」力

療の世界でも，疾患や障害を抱えながらも医療者として活躍する人が増えてきました。心身の障害や発達障害があったり，向精神薬を服用中であったり，性的マイノリティであったりする人々と，ともに仕事をしていく新しい時代が来たのです。

そうした時代の変化に伴い，業務内容や勤務軽減など，具体的にどういった配慮が必要かといったことを考える必要性が出て来ました。これまでは，仕事でわからないことがあれば，上司や先輩に相談すればよかったのですが，上司や先輩にもそうした人々と仕事をした経験がないとなると，誰にもアドバイスをもらうことができません。そんな状況になりつつあるのです。

学習障害に注意欠陥多動性障害（ADHD），アスペルガー症候群に新型うつ病。これらを抱えている人々とともに働くということは，疾患や障害のある本人も大変ですが，周囲の人々もかなりの工夫と配慮を必要とします。

1 学習障害，注意欠陥多動性障害（ADHD）のあるスタッフへのかかわり方のコツと業務分担などの工夫

▌〔学習障害〕

私が教育支援でかかわっている病院に，学習障害が疑われる人が入職して来たことがありました。

その新人の担当のプリセプターは，患者さんの部屋の環境整備をしてもらおうとゴミ袋を手渡し，「ゴミが8分目になったら，袋を閉じていいからね，環境整備が終わったら報告してね」と言って，仕事を依頼しました。しかし，いつまでたっても報告がないので，様子を見に行くと，指示を出した部屋の前でゴミ袋を持ったまま，その新人が立っていました。もちろん，環境整備は終わっていません。あわてて駆け寄り，どうして立ったままでいるのかとたずねると，「8分目がどこだかわからなくて」という答えが返って来て，愕然としたそうです。

この1件以来，その新人には，ゴミ袋の8分目のところに油性ペンで線を引いて手渡すようにしたところ，環境整備はできるようになりました。とは言え，すべてがこんな調子なので，仕事がはかどらない。結局，その新人は，自主的に退職することになりました。

point 🔎
指示は，具体的に出す。

しかし，この病院のプリセプターはそれ以降，指示を出す際には抽象的な表現を極力避けて，① 数を示す，② 時間を示す，③ 判断に迷うときは5分以内に相談に来るようにと，具体的に出すようになりました。こんなふうに，発達障害だから……と相手のせいにばかりせずに，まずは，それぞれの施設で経験を積み重ねていき，どう指示を出せばよいのか，どうサポートすれば動けるかを考えていくことが重要でしょう。

〔ADHD〕

ADHDの人は，物をなくすことが多かったり，大切な指示も抜けてしまったりすることがあります。また，同じ時間に同じ業務をすることにこだわってしまったり，一度作ったルールに固執し，柔軟な対応することが苦手だったりもします。新しい業務や重複課題があると，軽いパニックを起こして興奮してしまうこともあります。

こうした場合には，重要な指示は誰にでもわかる場所にメモを残させる，タイマーをかけさせるなど，リマインドができる工夫を本人にさせ，指示が抜けるのを防ぎます。

なくし物に関しては，仕事の終わりには必ず物品の整理整頓を行うことをルール化する★，同じ時間に同じ業務にこだわることに関しては，逆に，ルーチンワーク（同じ時間に同じルールでこなす必要がある業務）を多く担当してもらう，などの工夫をします。

静かな場所でしか集中できないという特徴もありますが，逆に，急変時の対応や忙しい業務などについては，方法を覚えてしまえば，ほかの人よりもストレスを感じずにこなすことができます。

ADHDの人の多くは，同じ時間に同じことをする，決まったルールを守ることで安心するので，それらにこだわってしまうことがあります。しかし，これらの特徴を理解すれば，ほかの人なら飽きてしまうようなルーチンワークは，ADHDのスタッフに担当してもらうようにすればよいでしょう。

要は，「時間やルールにこだわる」ことを面倒な特性と見るか，その特性を活かした役割についてもらおうというとらえ方をするかによって，全く違う未来が広がるということです。適材適所で，その人の才能を活かしてもらうと考えていけばよいと思います。

また，どういった業務がやりやすいか，あるいは，やりにくいかを，常に本人と確認することが最も大切です。ADHDと一言で言っても，多動の傾向が強いか，不注意の傾向が強いのかで，得意な業務が違うからです。「ADHDの人はこうした業務が向いているのだから」と，先入観で見ないということが大事です。

② 新型うつ病を持つスタッフへのかかわり方と指導のコツ

新型うつ病に関しては，第2章でも触れましたが，仕事に出て来ることはできないけれど，遊びに行くことはできたりします。たとえば，「うつ状態」という診断書を提出して長期休養中のスタッフが，パチンコ店の常連だったり，エステ三昧だったり……といったことも，往々にしてあります。

新型うつ病は，従来のうつ病と異なり，休息や薬物療法だけでは，治りません。生活指導が必要になります。復帰後は，以下に示すような「低次の防

---

notes ★

★ 物品に取りつけておき，それをなくしてしまったときにどこにあるかを追跡できる機器も，手ごろな価格で売られている。

key word 🔒

適材適所

point 📍

新型うつは，従来のうつ病とは異なる。生活面からの指導が必要。

衛機制」（第2章の表2も参照）の多用から脱皮させ，自分としっかり向き合わせ，しっかり仕事をこなし，日常生活も人並みに送っていくことができるようにかかわりましょう。

　仕事への姿勢や，自分のことで注意を受けたりしたときは，「合理化」（言い訳）をしたり，「先輩の言い方に傷ついた」などと他者に責任転嫁したりせず，真摯に向き合って，自分の足りないところを補っていくことが何より大切なのだと指導しましょう。

　ストレスがかかったときの防衛機制として，このほかにも，「知性化」というものがあります。注意されているときに，わざと難しいことを言い返してごまかす行為を指しますが，こんな防衛をいくら使っても，人格の魅力が増すわけではありません。

　学生時代に成績がよかったり，何かしらの成功体験があったりすると，プライドが高くなってしまい，人から注意されても素直に認められないものです。なんだかんだと屁理屈をこねたり，言い訳をしたり，知性化したりという「逃避」（現実から逃げること）が起こります。

　こうしたスタッフに対して有効なコーチングテクニックは，「過去，同じようにストレスフルであったけれどうまく乗り越えたことを聞き取る」という方法です。学生時代に遡ってもよいでしょう。たとえば，スポーツで成果をあげたことや，ピアノの発表会で入賞したこと，生徒会活動で表彰されたことなど，華々しい過去の成功体験を引き出し，しばらく聞き入って，十分にいい気分を味わってもらうようにします。

　いい気分になったところを見計らって，現在，直面していることに向き合わせるようにするとうまく行きます。自分の状態がよいもの（リソースフル）であれば，自分の課題に向き合うことがずいぶんと簡単にできるようになるからです。よい過去に連合させて，リソースを持って現在に戻って来るだけで，私たちは気分が上向きになり，自分の未熟な部分とも向き合う余裕が出て来るものなのです。これは，新型うつ病の人に限らず，日常でもすぐにできるテクニックです。

　前述のように，新型うつ病の人には，生活面からの指導が必要です。仕事を教えるだけでも大変なのに，本来は家庭で教わるようなことまで指導しなければならないなんて……「なんで職場でまで親の役割をしなくちゃいけないの！」と，思ってしまいそうですが，もしかするとこれは，核家族化し，共働きで仕事中心の暮らしとなり，家庭の教育力が低下した現代の日本が抱える大きな課題を象徴している事態とも言えるのかもしれません。

　人は，いつからでも，どんな場所ででも成長していくものです。スタッフの明るい未来を思い描きながら，時に反発されてイラッとすることがあっても，根気強く育てていきたいものです。

---

point 📍
過去の成功体験を引き出し，連合させる。

point 📍
リソースフルな状態で，課題に向き合わせる。

3 うつ病，自律神経失調症，統合失調症を持つスタッフへのかかわり方と指導のコツ

〔うつ病〕

　新型うつ病のスタッフへのかかわり方を説明しましたが，ここでは，従来のうつ病や抑うつ状態を抱える人とのかかわり方についてご紹介したいと思います。

　私は，教育支援でかかわっている病院でも，教員時代にも，うつや抑うつ状態を持ちながら仕事や学習を継続している人と出会い，どう支援していくのがよいか，現場とともに考えてきました。

　まずは，うつ病なのか，抑うつ状態なのかという「程度」と，抱えている年数，処方薬がしっかり効いているのか，またはきちんと服薬しているのかどうかをつかむことが大切です。また，うつ病には，下記のような種類があり，さらに，躁状態がある場合は，双極性障害と呼ばれます。それぞれの特徴と対処法を見ていきましょう。

① 内因性うつ病

　抑うつ気分がある程度以上にひどくなった状態を指し，抗うつ薬がよく効きます。自殺企図などの危険性を考えると，早めに治療を開始することが望ましいので，迷わず受診をすすめます。

　半面，このうつ病を長期にわたり抱えている人には，自分の気分の変調に気づき，ストレスフルな状況になる前に休んだり，通院日でなくても主治医に相談したりと，自分で対処することができる人が多いと感じます。うつ病を持つ自分をしっかりとマネジメントできている，自立した状態のスタッフは，他のスタッフよりも人の心の機微に敏感なので，優しい医療従事者として活躍することも期待されます。

② 心因性うつ病

　性格や環境がうつ状態に強く関係している場合を指し，抑うつ神経症（神経性症抑うつ）と呼ばれることもあります。

　環境の影響が大きいときは，反応性うつ病という言葉が使われることもあります。離婚や身内・家族の問題，子どもが不登校になってしまったなど，人生においてさまざまなことが起こっている可能性が高いので，じっくりと傾聴しながら，勤務軽減などの環境調整を行うことが必要です。環境の変化に順応したり，人生の危機を乗り越えたりすれば，精神的にも落ち着いてきます。

　また，逆に，いろいろなことが起こったということ，それを乗り越えたと

いうことをリソースに変えることができるような，コーチング的なサポートが有効だったりします。

「この状況をどうリソースに変えていくのか」という質問で，さらに相手の力を引き出しましょう。勤務軽減などを長引かせるよりも，今後，どうしていきたいのか，「一重の輪のコーチング」手法を使って目標を明確にすることも効果的です。

また，本書でも紹介している「認知のゆがみ」の日記をつけてもらい，自分自身の物の見方を合理的なものにしていくことが，非常に有効で再発予防にもつながると思います。

私の行うコーチ認定トレーニングでは，自分自身の「認知のゆがみ」を手放し，他者のそれに気づきながらコーチングができなければ合格できないことになっています。そのため，認定希望者は，この日記を2か月～半年間，つけるのですが，たとえば，メンタル面が弱いと自覚していた人が合理的思考を手に入れ，多少のことでは落ち込まなくなったりします。

一言で「性格傾向」と片づけてしまいがちですが，性格とは，人の物の見方の傾向であったり，起こる現象をどのようにとらえて進むか，どのような言動をとるかということの総称であると思います。

そうであれば，自分自身の物事のとらえ方を見直すことで，より精神的に落ち着いた状態で生きやすく，ストレスに強い性格に変えていくこともできるのではないでしょうか。

事実，私がコーチングを担当している人の中にも，抑うつ症状がなくなり，再発もしなくなったという人がたくさんいます。

③ 双極性障害

躁状態にある場合，ちょっとしたことで興奮したり攻撃的になったりすることがあります。また，ハイな気分の状態で，自己万能感（何でもできるような気持ち）があると，普通なら断るような仕事でもどんどん引き受けてしまうこともあります。抗うつ薬が多すぎてもこのような状態になったりすることもあるので，周囲で気をつけて見ておき，「あれ，今日はなんだかハイだね」とフィードバックするとよいでしょう。

落ち着いた状態のときに，躁状態のときにはどのようにフィードバックされれば受け取りやすいかを本人と話し合っておくと，スムーズに行くようです。

私の友人にも，長年にわたり双極性障害を抱えている人がいますが，ハイになると高価な洋服を買ったり，新しいパソコンを買ったばかりなのに買い替えたり，飲み代をすべておごってくれようとしたりするので，すぐに躁状態だとわかります。次の日，領収書を見てドーンと落ち込んでいる姿を何度

---

point
ピンチをチャンスに変えるコーチの質問
➡ 「この状況をどんなリソースに変えますか」

point
物事のとらえ方を見直す。

point
周囲の人が状態をよく見て，本人にフィードバックする。

も見てきたので，こちらもしっかりと観察するようになり，表情やしぐさや声のトーンなどですぐに躁状態であることがわかるようになりました。

　その友人から，躁状態のときはフィードバックをしてほしいと頼まれたので，そういうときには，「お，今日はずいぶん調子がいいね！」と言うことにしました。

　躁状態にあるときには，「任せておけ」「細かいことは気にするな」「30秒でできる」「何でもできる気がする」といった言葉がよく出て来るので，これらの言葉が出るようなら要注意と，本人も気をつけるようになり，躁状態にあるときには大きな決断はしないなど，躁状態の自分ともうまく付き合えるようになったようです。重要なポストでの仕事も続けています。

　周囲の温かいサポートがあれば，環境に十分順応できるのです。

▌〔抑うつ状態〕

　抑うつ状態に自分でも気づいているのに受診をためらったり，薬を飲むことを拒んだりするスタッフが，結局，長期の休職に入り，復帰できないというケースをよく見てきました。

　うつ状態★に陥ったときの，周囲からの適切で素早いサポートが，予後を大きく左右すると私は思います。

　表1に，うつ状態で見られる症状を示します。

　こうした徴候を早期に発見し，フィードバックをして受診を促し，重症化を予防することが大切です。医療従事者は薬の知識があるため，抑うつ状態になったときにも，服薬を敬遠する人も多いですが，医師がすすめるときには早めに服薬をした方が治るのは早いとよく言われます。私も，子どもを亡くしたとき，PTSD（心的外傷後ストレス障害）という病名で心療内科に通っていました。服薬治療をすすめられましたが，離婚調停の真っ最中だったこともあり，拒否しました。当時は，上の子どもの親権をどちらが持つかでも

notes ★

★　抑うつ状態／うつ状態
「抑うつ状態」と「うつ状態」は，基本的に同じ意味だが，「抑うつ状態」とは，「うつ病」とは言えないまでも，精神的なエネルギーが低下しており，「うつ病」の症状がいくつか認められる状態を指す。

表1 うつ状態で見られる症状

自分で感じる症状	憂うつ，気分が重い，気分が沈む，悲しい，不安である，イライラする，元気がない，集中力がない，好きなこともやりたくない，細かいことが気になる，悪いことをしたように感じて自分を責める，物事を悪い方へ考える，死にたくなる，眠れない
周囲から見てわかる症状	表情が暗い，涙もろい，反応が遅い，落ち着かない，飲酒量が増える
体に出る症状	食欲がない，体がだるい，疲れやすい，性欲がない，頭痛，肩こり，動悸，胃の不快感，便秘がち，めまい，口が渇く

（厚生労働省：知ることからはじめよう　みんなのメンタルヘルスより）
〈https://www.mhlw.go.jp/kokoro/speciality/detail_depressive.html〉

めていたので，薬を飲んでいるということがどこかで夫に見つかってしまったら……などと考えたのです（個人情報なので漏れるはずもないし，この考え自体も「認知のゆがみ」の一つ，先読みの誤りです）。カウンセリングを受けたりして何とかしのぎましたが，結局，その2年後から薬を飲むことになり，それから3年間も飲み続けることになりました。やはり，最初が肝心ではないかと，自分の体験からも思うのです。

▌〔自律神経失調症〕

　もとは個人的にコーチ認定トレーニングを受講しに来て，現在は，私の会社のスタッフとして働いている人がいます。当時の彼女，第2章にも登場した鈴木さんは，自律神経失調症と医師に診断され，服薬治療をすすめられたばかりで，時々起こるパニック障害にも苦しんでいました。今では，自分の課題と向き合い，成長することが趣味（？）となったので，私もさまざまなことをフィードバックできるようになりましたが，初めて会ったころは，実に「ブラック」な性格の人でした。

　表2に，当時の彼女の「認知のゆがみ」日記をご紹介します。ゆがみの日記には感情の揺らぎ具合をモニターする欄があるのですが，ほぼ毎回，90〜100％といった具合で，常に気持ちが揺らいでいました。

　これでは心が休まる時間はありません。自律神経もクタクタで失調症にもなるでしょうよ，と思いながらフィードバックをしていました。赤字が私のフィードバックです。

　このときの彼女の「認知のゆがみ」は，1番の完璧主義思考と，2番の過度の一般化，6番の決めつけ，7番の「〜べき」思考，とたくさんありました。「認知のゆがみ」は，持っていればいるほど，感情が揺らぎます。

　人は，感情と言うとお天気のようなもので，自分ではどうしようもないものだと思ってしまう傾向がありますが，実は違います。感情が引き起こされる前提には，「考え」（認知）があります。「自動思考」と言って，とても速く考えが浮かんでは消えてしまうので，つかみづらいのですが，感情の前には「考え」（認知）が存在するのです。

　　刺激（出来事）→考え（認知）→感情

　娘が小さかったとき，仕事で遅くなってしまったことがありました。待ちくたびれた娘が，「こんなに遅くなるなら，もう帰って来なくてもいい。ママなんか死んじゃえ！」と言ったことがありました。この出来事をどうとらえるかで，感情は違ってきますね。私はこのとき，「こんなこと言わせてしまう自分は母親失格だ」と考えて，悲しくて涙が出て落ち込んだのですが（感情），愛情豊かに育って人格も円満で心の柔軟性がある人なら，感じ方（感

point 📍
感情の前には認知が存在する。

表2 鈴木さんの「認知のゆがみ」日記①

月　日	感情が動いたシーンと出来事 （何があり，どう感じたのか）	感情%*	合理的な考え方	感情%*
○月1日	以前勤務していた病院でのこと。ここでは，3か月後に主任になるということが面接で決まっていた。結局，主任になることはお断りした。入職して間もないとき，大腿骨頸部骨折でOPEをする患者がいたが，受け持ち看護師が体重測定をしていないことに気がついた。「体重なんて，量ってなくても大丈夫でしょ？　どうせ麻酔科医だって，体重を見て麻酔を使ってるわけじゃないでしょ？　いつも麻酔の量，一緒だし」それに対し，主任が言った言葉。「いいよ，いいよ！　入室させちゃお！」は？　外科の看護師がそんなこと言っていいの？　ありえない！確かに麻酔量はいつも一緒だけど，常識的に考えて体重を量らないで入室させるなんてありえないよ！しかも，主任も一緒になって「いいよ」とか言ってるし！　主任のクセに！ここに外科の看護師はいないわけ？最悪な病院に入職しちゃったよ！これで後々主任なんて……こんなところで主任なんてできない！	100%	教えてもムダだと決めつけず，外科病棟・OPE室に勤務していた経験も踏まえ，自分の体験を伝えてみよう。病棟判断ではなく，OPE室に聞いてみるなどの提案をしてみよう。 まだ入職して間もないし，「ダメな病院，ダメな病棟，できない人たち」と決めつけるのではなく，改善できそうなところを一つ一つ改善していきたいと，師長に提案してみよう。 私が主任になったらいろいろ改善できるかもしれないな。今の主任に対しても「できない人」とレッテルを貼って見るのではなく，「一緒に病棟を変えていきませんか」と言ってみようかな。	10%

教えてもムダ
ダメな病院
ダメな病棟
できない人たち
決めつけ

外科の看護師は
〜べきじゃない
主任のクセに
主任はこうあるべき
最悪な病院
過度の一般化
こんなところで主任
にはなれない
決めつけ
完璧主義

あなたが長く働いている病院で，あなたが先輩だとして，新人が食堂でこんなふうに話していたら，どう感じますか？

*感情がどのくらい揺らいだか。

あなたの視点は「主任さん」。ただ，この組織では，トップがその権限をあなたに与えていません。今の段階では，あなたは「新人さん」。自分の勝手な完璧主義を組織に当てはめて評価できる立場ではありませんね。本当に改善をしたいなら，逃げずにあなたが管理職となり，組織を少しずつよくしていくのが本来の姿です。
「ここでは主任は無理」ということで管理職にはつかない，でも文句は言う，というのは，本当に楽な立ち位置です。「正々堂々と主任になった上で，病棟の育ち方に責任を負う」ということをせずに組織の批判をするあなたの姿勢は，よくないですね。退職が続いている原因は，自分自身のあくなき完璧主義にありそうですよ。

情）は違うでしょう。

たとえば，

「ママなんか死んじゃえ！」→それだけさみしかったんだな。私のことを慕っているから出た怒りだろう（認知）→愛おしい（感情）→抱きしめて謝る（行動）

と，なるのかもしれません。こんなふうに認知できたらいいなあと思いますが，その当時の私は，上記の「認知」（考え）からの「感じ方」しかできませんでした。そして，ここからが重要なのですが，感情が動いたときにこの日記をつけて，自分がどう考えたのか，そして，どう合理的な思考に直していけばよいのかを振り返っていきます。振り返りは，感情が落ち着くまで行うのがゴールです。鈴木さんのようにコーチがいる場合には，その人にフィードバックをもらうとよいでしょう。

key word 🔒
振り返り

表3は，年下のプリセプターからが業務を教わっているときの出来事ととらえ方を示す「認知のゆがみ」日記（赤字は，「こう考えてみたら？」という，私のフィードバック）です。

こんなふうに，感情が揺らいでいるときに起こった出来事と考えを，できるだけ正直に表記し，感情が落ち着くまで振り返っていく，この繰り返しがとても大切で，最も「認知のゆがみ」を手放すことができる方法だと，私は思っています。

鈴木さんは，私の少々辛口のフィードバックを受け止めることができ，自分のよくない認知を手放そうと努力しました。その結果，薬を飲まずして，自律神経失調症とも診断されなくなりました。今はパニック発作も起こっていないそうです。

新型うつ病，うつ病，抑うつ状態の場合も，この「認知のゆがみ」の日記は有効です。

管理職やリーダーの立場にある人の中には，優しいがゆえに，疾患を持っているスタッフを「かわいそうだ」と保護しすぎたり，病状がよくなっていても過剰に勤務軽減をしたり，感情移入しすぎたりする人がいます。

point 📍
スタッフを患者化しない。

私たちは，医療従事者ではありますが，スタッフは患者ではなく，「仕事をしに来ている人だ」ということを念頭に置いておく必要があると思います。環境調整を図ったり，最大限の配慮をしたりすることは大切ですが，やはり，その人なりに仕事ができるという段階まで，本当の意味でスタッフに成長を促すことが大事だと思うのです。

point 📍
その人なりに仕事ができるという段階まで成長を促す。

4 LGBTのスタッフへのかかわり方のコツと職場での配慮

梅邑さんは，現職の看護師で，私の会社の認定コーチでもあります。

89

表3 鈴木さんの「認知のゆがみ」日記 ②

月　日	感情が動いたシーンと出来事 （何があり，どう感じたのか）	感情%*	合理的な考え方	感情%*
○月3日	（表2の日記の続き） サーフロを挿入するときに指導に入って来た。 前日，指導に入ってくれたスタッフから，「鈴木さんは固定の仕方だけ教えれば大丈夫ですよね」と，サーフロの固定の仕方を教えてもらっていた。 「昨日，固定の仕方を教えてもらったので大丈夫ですよ。サーフロを刺すだけですし」と言うと，「でも，ここではサーフロを刺すのは初めてですよね」と聞かれ，「人に針を刺し続けて20年ですけど何か？」と答えると，「でも，ここでは初めてですよね」と言われ，その後もついて来た。特に何を指導するわけでもなく，「大丈夫そうですね，できますね」と言われた。 サーフロだけではなく，BS測定やインシュリンのSC時もついて来て，そのたびに「ちゃんとできていますね」と言った。 私が書いたアナムネ，記録を見て，「ちゃんと書けていますね」，入院オリエンテーション，OPEオリエンテーションについても，「ちゃんとわかっていますね，大丈夫そうですね」と言った。 なんでわざわざついて来るの？ 私，新人じゃねーし！　できるに決まってんじゃん！　固定の仕方は教えてもらってできるって言ってるんだから，後は何を教えるってわけ？何年，この仕事をやってると思ってんの？　あんたよりうまいわ！ は？　BSもインシュリンもついて来んの？　うざいんですけど！！ だから，脊椎専門病院にいたって言ってんじゃん！ 看護師としては，私の方が先輩なんですけど！　何様のつもり？ 経験者に対する指導の仕方，考えてほしいわ！	100%	本当に理解しているのか，できているのかを知りたかったのかもしれない。 責任を持って，私の指導についてくれているのかな？ この病院のやり方に合っていたのだからよかったと，素直に受け取ろう。 ここは若いスタッフが多いから，経験者の入職が少ないのかも。 慣れてきたら，経験者への指導の仕方を皆で考えよう。 中途採用者向けの教育体制が整っていないんだな。言われたことを書き留めておき，どこをどんなふうにしたらよいのか，また，こんなふうな技術内容を確認したらよいということ，中途採用者がプライドを傷つけられないようなかかわり方をしたらいいと提案させてもらおう。いずれ教育担当になったら，整えていって，中途採用で年齢が高めの人も定着できるようにしていこう。 彼女と仲よくなる機会があったら，あのときは結構傷ついたよーと，笑いながら言ってみよう。	20%

*感情がどのくらい揺らいだか。

LGBT（lesbian, gay, bisexual, transgender；性的マイノリティの呼称の一つ）の中のtransgender（トランスジェンダー,性別越境者）で，私のもとにコーチ認定トレーニングを受けに来たのは，「部下に対するコーチング力を上げたい」という願いと，「性転換手術（性別適合手術）を受けて男性になりたいけれど，なかなか踏み切れないという葛藤を解決したい」という目的がありました（後者については，4の"Case Study"でご紹介します）。

梅邑さんは当時，上司から，主任になってほしいと声をかけられていたのですが，「自分が女か男かもわからない状態で管理職になることはできない」と思い，断っていました。この考えは，「認知のゆがみ」6番の決めつけ（XだからY）なのですが，本人はそのときはまだ，そのゆがみに気づいていませんでした。なお，現在では，まだ手術は受けていませんが，主任になっています。

「認知のゆがみ」を手放すことが人の未来をどんどん開いていくということが，この梅邑さんの例からもわかるのではないでしょうか。

■〔トランスジェンダーの看護師が，仕事をする上で「困ったこと」と「嬉しかった配慮」〕

「夜勤明けになると髭が生えてきて，患者さんに『？』ていう顔で見られることもあるんですよね〜」と，梅邑さんは，日常における「LGBT あるある」を楽しそうに教えてくれました。

トイレは男性用，でも，更衣室は今のところは胸があるため，女性用だったりするのだそうです。公共のプールや温泉，銭湯などに行くときも，更衣室は女性用を使う。「自分は男性用でもいいんですけどね〜，あははっ」と梅邑さん。「でも，女性サービスデーに映画館に行くと，外見的に『ホントに女性ですか？』と言われることもあって。そんなときは，身分証明書を見せてまでも割引してもらったりと，結構，こんな環境を楽しんでいます」。

明るく気さくな梅邑さんは，職場でも早々にトランスジェンダーであることを告白。上司や同僚，皆が自分を理解し，配慮もしてくれているおかげで，不自由なく働けていると言います。

では，具体的にはどのような配慮をしてもらっているか，そして，どんなことが嬉しかったかなどを，ご本人からお話しいただきましょう。

私は，体は女性，心が男性のトランスジェンダーです。

現在の勤務先である病院に就職して7年になります。入職当時はカミングアウトをしていませんでした。女性として入職し，制服も更衣室も女性用です。1年が経ち，親に，しばらくしてから職場の職責者にもカミングアウトをしました。

当時の総師長，看護部長からは，驚いた様子もなく，制服や更衣室などについて変

更の提案がありました。「理解だけでも得られれば」と思っていたため，総師長の対応の速さと配慮がとても嬉しかったのを覚えています。知り合いの中には，「女性なのだから」と，女性としての身なりを強要されたり，配慮がなかったりしたという方もいましたので，私も覚悟をしていたのですが……だからこそ，総師長が逆に，「困ったことはないか，どうしたらよいか」と聞いてくれたことには非常に驚きました。

　私の同僚や先輩たちは，あえて何も聞いて来ることもなく，男性として接してくれているのを肌身で感じていました。確信が持てず，直接聞いて来る方もいましたが，誹謗中傷や差別をする方，偏見を持っている方は誰一人としていませんでした。むしろ応援の言葉をいただき，周囲の方に恵まれた環境で仕事をさせていただいておりますので，仕事をする上で困ったことはないです。

　患者さんの中には，私が男性か女性かで困惑される方はたびたびいらっしゃいます。人によっては，女性として接してこられる方，男性として接してこられる方もいらっしゃいますが，あえて説明もせずにそのまま対応しています。でも，やはり，それほど困ったことは今のところありません。

　現在では，主任の役職まで持たせていただいておりますが，入職当初には，こんな配慮があったらいいなと思うこともありました。

・男女共用トイレや多目的トイレの設置
・更衣室でのカーテン設備
・男女別の制服ではなく，選べる制服
・院内旅行での部屋割り，あるいは風呂付きの部屋の割り当て
・男性だから夜勤ができない，女性だからこれはという，性別による決まり事がないこと

などです。

　公共の施設だと，プールでの更衣室，スポーツジムも男女で更衣室が分かれているため，更衣室が使えません。温泉旅行，岩盤浴など，やりたいことは多いですが，どれも更衣室のことや周囲の目が気になり，利用しにくいです。

　皆さんの職場やまわりにLGBTの方はどれくらいいらっしゃいますか。

　「13人に1人いる」とも言われていますが，公表している人はまだまだ少ないため，実際にはもっとたくさんいることになります。

　無理解や偏見，差別などで，仕事が続けられない，雇ってもらえず，仕事に制限がかかってしまうこともあります。そのため，性別，素性を隠して仕事をしている友人もたくさんいます。

　皆さんの近くに，性的マイノリティの方がおられて，カミングアウトをされたら，対応や返答に困ると思いますが，カミングアウトをするのは，すごく勇気がいることです。カミングアウトをされたということは，皆さんが信頼されているからこそです。特別視することなく，普通に接してあげるのが，本人にとって最もありがたいことだと思います。

　性的マイノリティの人たちが自然に受け入れられる社会になってほしいと思います。

（土庫病院　看護師・梅邑ちさと）

今となってはトランスジェンダーであるご自分のことを明るく語る梅邑さんですが，カミングアウトするにはかなりの勇気が必要だったのではないかと思います。梅邑さんの友人の中には，LGBT であることを職場で打ち明けたけれども受け入れられず，それとは違う理由をつけられて退職に至った人がたくさんいるのだそうです。そう考えると，梅邑さんのカミングアウトを動じずに受け入れてくださった総師長さんの対応は，やっぱり素晴らしいと，心から尊敬します。

　この文章を読んで，梅邑さんに出会った当初，私が「カミングアウト，よくできたね」と言ったとき，「やっぱり医療の人たちって，病気の人をたくさん見ているからか，懐が深くて温かいです。自分は本当に恵まれていると思います。だからこそ，受け入れてくれている上司や同僚や後輩に対しても，自分は LGBT だけど，職場の人たちの支えでちゃんと働いていられますよ，ってオープンにしていきたいと思っているんです。うちの職場の人たちみたいに理解を示してくれたら働けるんだって，世の中に訴えていきたいと思って。友達にも，『看護師になれ！　病院なら働けるぞ』ってすすめてるんですよ」（笑）と，話してくれたことを思い出しました。

　本書を読んでくださった方々から LGBT の方々への理解が広まること，そして，どういった配慮をすれば双方が働きやすいのかを考えることの一助となれば幸いです。

3 外国人スタッフと協働する

1 医療現場における外国人スタッフの存在

　私がウン十年前に看護師だったころ，中国とブラジル出身の看護助手の方々と一緒に働く機会がありました。異国の地で流暢に日本語を話して，仕事もできる。「なんかすごい人たちだなあ」と，感心していたのを思い出します。でも，そんなふうに尊敬はしていても，やはり外国人スタッフとの勤務となると，言葉や文化の壁があり，苦労することも多々ありました。

　当時よりも今はもっと，外国人スタッフの割合が増えているのではないでしょうか。

　人口減少が止まらず，超高齢化社会の日本。これからはもっともっと外国の方々と働くようになっていくのでしょう。

　ここでは，そんな時代の到来を前に，今現在，外国人スタッフと協働している病院でどんな工夫をしているのかをご紹介していくことにします。

2 研修を通じてスタッフ同士の絆を深める

福岡県北九州市にある小倉第一病院では，2015年より，経済連携協定（economy partnership agreement；EPA）に基づく看護師候補者を，インドネシアから受け入れています。そのうちの1人は見事，国家試験合格を果たした優秀なスタッフです。

こちらの病院では，理事長・中村秀敏先生の強い思いで，彼らにも，他の新入職員と同様に新人研修に参加してもらうなどの対応を行ってきました。

ここの新人研修はとても充実していて，IT研修80時間，私が担当させていただいている研修は接遇研修から始まって20時間，古武術介護に感染管理にフットケア……と，なんと，半年間も続きます。

研修では，さまざまな知識を得ることももちろん重要ですが，新人同士で長い時間を共有することによって同期の絆を深めながら，徐々に現場に溶け込んでほしい，という中村先生の願いから，こんなふうに充実しているのです。その成果が現在の新人の応募数や入職率のアップ，離職率の低下につながっているようです。

私は，外国人スタッフが入ってきたとき，まさか日本人講師の研修を一緒に受けるのは無理だろうと勝手に思っていました。でもそこはさすが中村先生で，迷いなく外国人スタッフも入れての研修となりました。

確かに，複雑な言葉などは，隣に座った日本人スタッフが噛み砕いて説明することなどが必要でしたが，研修の内容はしっかり理解できているようでした。

通訳を申し出てくれたのは，ここの看護師で，管理職になったばかりの人。夜勤明けや休みの時間を使って，管理職が自発的に新人の外国人スタッフの研修をサポート。ここまでされたら外国人スタッフも，もう本気になるしかありません。新人をとことん育てる——こんな風土がある病院なら，外国人スタッフも安心して定着できるでしょう。

また，研修に参加する真剣な様子，質問の質の高さなどから，もしかすると，反応が今一つな日本人の新人さんより彼女らの成長率の方が何倍も高いのかもしれない。そんなふうにも思いました。

基礎学力が高く，数か国語を操ることができ，多様な価値観を尊重することができる外国人スタッフ。彼らがどんどん日本の地でスペシャリストや管理職になっていく。もうそんな日が近いのかもしれません。

3 信仰への理解と他国文化の尊重

外国人は，日本人に比べてしっかりと信仰と習慣を持っていることが多いようです。

小倉第一病院では，外国人スタッフのために，お祈り用の場所を提供しています。

病院とメインの建物からは少し離れた個室で，必要時にお祈りができるようにと配慮されています。さらに，どんなに忙しくてもその時間が来れば，他のスタッフが「○○さん，お祈りの時間でしょ，行って来てください」と声をかけ，お祈りに行きやすくしています。

また，1か月の断食期間があったりもするので，その期間は昼食をとらずにこの個室で休憩をとることにしてあり，肌や髪の毛の露出が禁止されているため，年中，長袖を着用し，髪の毛が隠れるように頭からすっぽりと布を巻くというスタイルで働いています。

こうした信仰に伴う決まり事をしっかりと守れるような環境整備と，日本人のスタッフの理解と協力が大事です。また，難易度の高い看護師国家試験に合格するための学習時間の確保（勤務調整）や試験対策のための勉強会の開催，OJT（on the job training；職場内研修）などで，国家試験合格という目標をしっかりと達成できるようなサポートも大切でしょう。

4 フィリピン出身の介護スタッフへのサポート

東京都江東区にある医療法人社団 愛育会には，フィリピン出身のスタッフが常時 10 数人いて，ケアワーカーとして活躍しています。

理事長・竹川勝治先生は，外国人スタッフの採用に関して早くから着手され，このように定着につながっています。

こちらで工夫されているのは，「外国人スタッフは，フィリピン出身の人に限る」ということ。

一口に「外国」といっても，世界にはたくさんの国・地域があります。いろいろな国の方々を採用すれば，それだけさまざまな国の文化や価値観，信仰に対する理解と配慮が必要になってきて，一緒に働くスタッフに負担を強いることになってしまう――こんな思いから，フィリピン出身の人に限っているのだそうです（受け入れ基盤が築けたら，フィリピン以外の出身者にも対象を広げて行きたいとのこと）。

日本人男性と結婚し，日本に住んで子どもをもうけたフィリピン出身の方々（「ママ友」）のネットワークで病院の評判が広がり，スタッフとして働きたいという申し出があったり，すでに働いている外国人スタッフからの紹介もあったりと，いい流れができています。

日本人スタッフ側も，外国人スタッフが働きやすいよう，さまざまな工夫をこらしていることも，外国人スタッフの定着率を高めています。

愛育会には，モチベーションの高いスタッフで運営する"MVP"（病院の魅力・価値を高めるプロジェクト）というチームがあり，職員が働きやすく

なるようなさまざまな工夫をしています。外国人スタッフに関するものを，いくつかご紹介しましょう。

① 専門用語は，そのままの表現で覚えてもらう

褥瘡，尖足，せん妄，etc.……。医療の専門用語には難しいものが多いですが，後々のことを考えると，そのままの表現で覚えてもらう方がいいのだそうです。

MVP メンバーの一人，愛育会の介護老人保健施設「清らかの里」の介護課長さんは，まず，「意味がよくわからない専門用語」を外国人スタッフにあげてもらい，それらの用語をしっかりと日本語で理解してもらうことにしました。

表4 に示したのは，清らかの里の業務で一般的に使う専門用語です。

こうして書き出していくと，専門用語には，日本人であっても意味がわかりにくいもの，難しいものが多いと改めて痛感しますね。ましてや，外国出身

表4 介護施設「清らかの里」の業務で使われる専門用語

分野	専門用語の例
食事	食形態，主食，副食，自助食器，全量摂取，間食，水分摂取，早出し，食席，義歯，咀嚼，居配，食思不振
移動	自立，全介助，一部介助，軽介助，身体機能，独歩，尖足，端座位，座位保持，立位保持
体位	仰臥位，側臥位，長座位，端座位，座位，立位，体動活発，寝返り，体交，転倒，転落，ずり落ち
入浴	機械浴，チェア浴，一般浴，清拭，洗体，洗髪
排泄	陰洗，定時誘導，失禁，便汚染，尿汚染，清拭台車，弄便，柔便，硬便，水様便，摘便，自己摘便，尿量，尿測，尿臭，便臭
体	視力，聴力，円背，大腿部，転子部，背部，外足，内足，上腕部，仙骨部
病気	褥瘡，めまい，起立性低血圧，血圧変動，心拍，嘔気，嘔吐，吐物，既往歴，精神疾患，麻痺，拘縮，気管切開，人工肛門，幻聴，幻覚，幻肢痛，視野狭窄，視力障害，聴力障害
生活	徘徊，起床，離床，臥床，入眠，覚醒，良眠，傾眠，傾眠傾向，不眠，補整，整容，着脱，維持向上，現状維持，居宅，独居，日中独居，危険認識，意思疎通，起床，就寝，居室対応，○○頻回，開眼，閉眼，水分補給，遠位見守り，義歯，口腔清拭
認知症関連	収集癖，帰宅願望，昼夜逆転，徘徊，被害妄想，独語，異食，作話，行動障害，不穏行動，自傷，せん妄，短期記憶，長期記憶，不潔行為
福祉用具	歩行器，シルバーカー，ピックアップ，装具，義足
ベッド	L字柵，ワンタッチ柵，長柵，短柵
医療用語	身体機能，検温，浸出液，胃瘻，経鼻，吸引，喀痰，鼻汁，鼻出血，血腫，喘鳴，呼名反応，腹帯，○○塗布，持参薬，内服管理，不随意運動，震戦，上肢，下肢
業務	日勤帯，夜勤帯，業務，補充

の人がこれだけのことを覚えるというのは本当に大変なことだと思います。

　これらの中から，外国人スタッフがわからない言葉を具体的に教えてもらい，じっくりと説明し，専門用語それ自体の表現で覚えてもらうことにしたのです。

　以前は，用語に関する質問には，それぞれのスタッフが，自分自身がわかりやすいと思う言葉に置き換えて説明したりしていたのですが，それだといつまでも正しく用語が覚えられないし，説明するスタッフによって違ったニュアンスを伝えてしまうことにもなってしまい，逆効果。

　これから日本でずっと生活していくスタッフでもあるので，しっかりと医療従事者として育てた方がいい。試行錯誤の上の結論でした。

② フィリピン出身者が大切にしている価値観を知り，尊重する

　さらに，MVP チームは，巻末に示した「互いの価値観を確認するシート」を使って，まずは日本人スタッフに，そしてフィリピン人スタッフには母国で使われている言語（タガログ語，英語）のものを準備し（表5），25項目の並べ替えを行ってもらいました。

　いつもニコニコ笑顔で表情豊かなフィリピン出身のスタッフですが，時間にルーズなところがあり，現場では困ることもありました。それが彼らのお国柄，と言ってはそれまでですが，実際に，時間や，「自由」というものに対しての優先順位を知りたいと MVP メンバーから意見があり，価値観の並べ替えをしてもらうことにしたのです。

　結果は，大まかには日本人のスタッフと類似しているものの，「楽しさ」や「自由」を大切にし，時間などに「正確」ということに関しては，日本人ほど重要視していないことがわかりました。

　この結果を受け，改めて，たとえば，「8時45分勤務開始」と言うとき，日本では，5〜10分前にスタンバイし，45分にはすぐに仕事を始められるようにしておくのが一般的だということをしっかり伝えるようにしました。

　また，フィリピン出身の人たちと日本人が持つ，介護という仕事に向いている特性をお互いに書き出してみるということもやってみました。

　表6 がその結果ですが，外国人スタッフが日本人スタッフをどう見ているかも理解できましたし，「日本語の勉強会を開こう」などの意見が日本人スタッフから出るなど，さらにコミュニケーションが深まりました。

　こうした地道な取り組みの甲斐があってか，フィリピン人スタッフが新しいスタッフとして自分の「ママ友」を紹介してくれたこともあります。自分の働いている病院に，一緒に働こうと誘えるというのは，その病院の働きやすさを表しています。

　スタッフの支援がよく，働きやすいのはもちろんですが，愛育会にはもう

表5 フィリピン人スタッフ用「互いの価値観を確認するシート」

<Linawin natin ang mga halaga ng bawat isa.>

Ang iyong pangalan

※Ang mga halaga ay mga bagay na mahalaga sa iyo, mga paniniwala, mga mithiin, pamantayan para sa pagpil ng mga pagkilos, at iba pa.

Paano sumulat：Pagsunud-sunurin ang mga halaga sa kaliwa 25 sa pagkakasunud-sunod kung saan tinu-turing mo nang maingat at isulat ito sa iyong sariling hanay.

	Ako	Mr.	Isang kasamahan	Isang kasamahan	Isang kasamahan	Isang kasamahan	Isang kasamahan	Isang kasamahan
Isang kasamahan								
Pag-ibig								
Paglago								
Tiwala								
Pagkamit								
Ekonomiya								
Libre								
Ligtas								
Kontribusyon								
Isang pamilya								
Responsibilidad								
Friendship								
Tagumpay								
Harmony								
Katarungan								
Kagandahan								
Kalusugan								
Nasiyahan								
Taos-puso								
Isang hamon								
Tulong								
Tumpak								
Isang trabaho								
Katapatan								
Kindness								

　一つ，とてもいい工夫があります。スタッフがスタッフを紹介すると，入職時と半年後・1年後（当該スタッフが就業を継続している場合）に，紹介者に手当が支払われるというもの。かなりの高額ですが，人材紹介会社を使うことを思えば，自施設の職員に還元されるわけですし，十分，元はとれると言えるでしょう。もちろんこれは外国人スタッフにも同様に支給されます。そうした工夫もバックアップになっていると思われます。現場スタッフの支援＋法人の工夫の両輪で行くことが，今後も，スタッフの満足度を上げる相乗効果を生み出していくことでしょう。

表6 フィリピン人と日本人それぞれが持つ，介護の仕事に向いている特性と，両者が一緒に働く上で困っていること

フィリピン人スタッフの介護に向いている特性	日本人スタッフの介護に向いている特性
・スキンシップが自然で豊富 ・表現が豊かでボディランゲージが多い ・とにかく明るい，元気 ・表情がよい ・思いやりがある ・真面目 ・優しい ・おおらか，ほがらか	・タイムマネジメント能力が高い ・記録が速い ・仕事が速い ・仕事の効率がよい ・仕事がていねい ・真面目 ・利用者に頼られている ・親切
一緒に働く上でフィリピン人スタッフが困っていること	一緒に働く上で日本人スタッフが困っていること
・医療の専門用語がわからない ・動作の禁止の言葉の理解に苦しむ ・日本語が難しい	・フィリピン人スタッフの時間感覚の緩さ ・フィリピン人スタッフに仕事の指示をしても言葉が伝わらず，時間がかかるときがある

4 医療のプロにしかできない「ライフコーチング」

1 「ライフコーチング」とは

　第1章でも，コーチングとは何かについて説明してきましたが，私は医療の世界に必要なコーチングは，「生命」や，「機能障害とともにどう生きるか」，または，余命宣告を受けた場合であれば「残された人生をどう生きるか」などについて扱えることが必須であると思います。

　終末期を在宅で過ごしたいと願う家族を自宅に連れて帰りたいけれど，吸引などの医療行為に自信がなくてできない（＝「〜したいけれどできない」，「二重の輪のコーチング」の領域）というような葛藤を統合することができるには，「生命」に対してや，「どう生きるか」，「生きることをどうサポートするべきか」といったことに対して深い見解がなければ，いいコーチングはできるわけがないからです。目標を達成するだけのビジネスコーチング手法だけでは，到底，無理なのです。ビジネスコーチングの分野から医療界に進出しようとして誰も成功していないのは，こうした理由からです。

　私がコーチングの認定を医療従事者に限定しているのも，同じ理由です。

　これから，私の会社の主催するコーチング大会に出場した方々によるコーチングの様子を紹介しますが，すべてヘビーな内容です。医療従事者であっても，コーチングトレーニングを受けていない人でなければ聞けないような，高度な質問ばかりがなされています。

1つ目のケースは,「がん患者の遺族の後悔について聞く」といった内容です。乳がんを切らずに治したいと闘病してきた妹さんを亡くした方が,「本当は切らせた方がよかったのではないかと後悔している」という内容で相談して来るのに対し,どう話を聞くか。皆さんならどう聞くでしょうか。

さらに,2ケース目は,「がんの精密検査を拒否する患者」をどう説得するか,3ケース目は,「性別適合手術を受けたいけれど,なかなかできない」というトランスジェンダーの方の願いを叶えるというもの。

どれも難易度の高いケースです。

カウンセリングのトレーニングを受けた人も,こうした方々の話を傾聴することだけならできるでしょう。

しかし,コーチングを受けに来る人々は,傾聴だけを望んでいるのではありません。励ましてほしいとか,自分を肯定してほしいということではなく,「後悔する気持ちをどうにかしたい」「性別適合手術をいつかは受けたい」という思いがある方々なのです。こうした方々の悩みは,傾聴だけでは解決しません。私自身もそうでした。

私が子どもを亡くしたとき,「これから3人の子どもを産む」という目標を持っていました。PTSDでフラッシュバックに悩みながらも,「子どもを持ちたい」と思って,いろいろなカウンセリングに通いました。たくさんのカウンセラーに傾聴してもらいましたが,全然満足はしませんでした。

私が求めていたのは傾聴ではなく,前に進むこと。PTSDやフラッシュバックを乗り越えて,子どもを作れるようになることだったので,傾聴は全く効果がなかったのです。

そんなケースには,カウンセリングではなく,ライフ=生命・人生の全領域にまで視野を広げて行うコーチングが必要なのです。それも,医療を知っていて,ライフコーチングのトレーニングを受けた人が最適です。

それでは,そうしたヘビーなシーンのコーチングの実際を,動画とともに解説をしていきましょう。

point

コーチングを受けに来る人は,傾聴だけを望んでいるのではない。

video

Case Study

「無理やりにでも切らせればよかった」と後悔するがん患者遺族

〔動画あり〕

① 末期がん患者を支えた家族の後悔を聞く

2か月前,乳がんを患う妹さんを亡くした村田さん。妹さんは独身でしたが,いつか子どもを産み,母乳で育てたいという熱い思いがあり,乳房を切除せずに温存しながら免疫療法や民間療法で治すと決心し,闘病していましたが,最後はがんが全身に転移し,激痛と闘う中で息を引

き取りました。

「切らずに治す」という強い意志を示す妹さんに、姉である村田さんやご家族は、「切除した方がいいんじゃないの？」とはとても言えませんでした。また、免疫療法にこだわる妹さんは、暗示にかかっているようなところがあり、「痛み止めは免疫力を下げる」と思い込んでいて、鎮痛剤を使うことを断固拒否していました。

痛みのために気絶してしまい、救急車で運ばれることもしばしばあり、そのたびに、遠方に住む村田さんが新幹線を使って看病に通うという日々。家族も命がけで支えてきましたが、末期の苦しみ方を見るたびに、「やっぱり力づくでも乳がんを切るように説得すればよかったのではないか」「切除していたら夏を越せたかもしれない。なぜ強くすすめなかったんだろう。私は、妹と向き合うことから逃げてしまったんじゃないか」と、村田さんの自責の念は、日に日に強くなっていきました。

また、「こんなになるまで放っておいて、もう全身メタメタだよ。この調子じゃ、年内はもたないね」と心ない言葉をぶつけて来たり、治療費以外のお金を要求して来たりするような医師とも出会い、医療不信に陥ってしまいました。

このような状態にある村田さんを、私の会社の認定コーチ（看護師）がコーチングしました。

②「一重の輪のコーチング」で目標を明確に──後悔という過去からタイムラインを未来へと導く

このようにシビアな状況に対し、コーチはあえてシンプルな「一重の輪のコーチング」で始めました。

「切らせればよかった」と涙ぐんで後悔する村田さんに、「村田さんご自身は、どうありたいですか」とたずねます。「一重の輪のコーチング」の1番目の質問で、目標を明確にするための質問です。後悔という感情を表出している対象には、ついこちらも感情を引き出すような問い掛けをしてしまいがちですが、さらに涙を誘ってしまうだけです。

カウンセリングのように、過去や自分の気持ちを整理するような聞き方ならそれも大切だと思いますが、コーチングは、あくまでも未来に焦点を当てていきます。後悔している「今」から未来はどうなっていたいのかと、あくまでも未来に気持ちを向けて行き、整理します。

point
未来に焦点を当て、目標を明確化する。

「どうありたいか」を問われ、村田さんは、「妹がやり残したことをやって、妹の分まで生きていきたいという気持ちはあるのですが……」と答えます。

コーチはこの答えをクローズアップして目標とし、定義を明確にして

いきます。「妹さんがやり残したこととは，具体的に何ですか」と聞く
と，それは，妹さんが行っていた「人と人をつないでいくイベントの開
催をサポートする」というものでした。

③ 相手をリソースフルに導き，「ゴールを達成すると何が得られるのか」
を想像させ，ゴールを達成したいという欲求を高める

コーチは，村田さんに対し，問い掛けを重ねていきます。
「イベントの開催をサポートすると，何が得られるのですか」
——「妹の思いがつながります」
「妹さんの思いがつながると，何が得られるのでしょうか」
——「私も家族も心が和やかになり，前向きになれますし，妹の思いがさ
らにつながっていきます」
「そうすると，さらに何が得られるのですか」
——「家族が明るくなるし，絆が強まって，関係性もよくなります」
「そうなると，村田さんはどうなれるのですか」
——「幸せです」
「その先には何が？」
——「家族が前向きになって，新しい家族のあり方が得られて，道が開け
ます」
「そうなると，村田さんはどうなりますか」
——「よかったなあと思えて，安心感が得られます！」

そう答え，笑顔で安心した様子の村田さん。ここで，村田さんがリ
ソースフルになっていることを確認して，「ゴールを達成する（妹さんが
やり残したことをやる）と何が得られるのか」を想像させ，ゴールを達
成したいという欲求を高めます。

④ 「ゴールを目指すことを止めるものは何か」を相手に質問して，意識
しておく

村田さんがリソースフルになった状態でコーチは，「妹がやり残した
ことをやって，妹の分まで生きていきたいという気持ちはあるのです
が……」という彼女の言葉に目を向け，「ゴールを目指すことを止めるも
のは何か」を聞いていきました。

村田さんは，以下のような要因をあげました。
・「もっと妹のために何かできたのではないか」と思う気持ち（後悔）
・「まだ亡くなって間がないのに，すぐに気持ちを切り替えてよいのだ
ろうか」という考え
・「もっと悲しみに打ちひしがれていなければならないのではないか」と

102　第3章　リーダーに求められる「ライフコーチング」力

いう考え

　つまりこれらは,「妹がやり残したことをやり,妹の分まで生きる」ことを止める可能性がある事柄です。人は,目標を立てても必ずしも達成できるものではありません。それは,人の気持ちや考えはこんなふうに複雑で,「ゴールを達成したいという思い」と「それを阻む気持ちや考え」が同時に存在するからなのです。

　私の伝えているコーチングと,ほかの団体などのものとの大きな違いは,ここにあります。この,「阻むもの」の存在をも大切にしながら,ゴール達成を促していくのです。

　ところで,「一重の輪のコーチング」では,「ゴールを目指すことを止めるもの」に関して深くは聞かずに,対象もコーチもその存在を「意識しておく」程度にとどめます。そして,次の「行動計画の立案」がうまく行かなかった場合に,改めてこの「止めるもの」をクローズアップし,「二重の輪のコーチング」に切り替えます。

　つまり,この村田さんのケースであれば,行動計画を立てても,「妹がやり残したことをやり,妹の分まで生きたいのに,なかなかできないのです」となったら,コーチは,「ゴールを目指すのを止めていること」を取り上げ,「信念・思考の習慣」(正しいと思う現時点での自分の考え,体験によって得た確信,自分の人生を生きる規則,知識のように頭で考えて得るというより,汗,涙,悲しみ,苦しみを通して体得したものを指します)の変化を促すことで,ゴールの達成を目指すようにするのです。

　先ほどの質問で明確にした「得られるもの」への気持ちが強いなら,明確な行動計画を立てて進めることでゴールは達成できます。しかし,この「止めるもの」(後悔や悲しみに打ちひしがれていなければならないのではないか,などという考え)の方が強ければ,人は行動をしないことで自分の身を守ります。そのため,そのような考えの根底にある「信念・思考の習慣」を変える必要があるのです。

⑤ "5W1H" で具体的な行動計画を立案するための問い掛けをする

　ゴールを達成することへの意欲が高まったところで,コーチはさらに,"5W1H"で,具体的な行動計画へと導く問い掛けを重ねていきます。「妹さんがやり残したことをやっていくわけですが,具体的には何から始めますか」(what)

――「人と人とをつないでいくイベントを,私1人ですべて引き継ぐのは,正直,荷が重いです。なので,引き継いでくれるというリーダーのサポートを,家族と一緒にしたいと思います。まずは,リーダー

---

point

ゴールを達成したいという思いを阻むものの存在も大切にする。ただし,「一重の輪のコーチング」の段階では,それを「意識しておく」程度にとどめる。

key word

信念・思考の習慣

と話し合いをします」

「1回目はいつにしますか」（when）

──「来週です！」（ジェスチャーも多く，生き生きとした表情で）

「人と人をつなぐということに向けて，まずは一歩を踏み出せますね。ぜひ，頑張ってください」

その翌週，村田さんはイベントを引き継いでくれるリーダーと会い，これからも家族でできる限りのサポートをしていきたいと伝えることができました。妹さんの思いは，きっと引き継がれていくことでしょう。

このときのコーチングは，短時間でしたが，村田さんの行動を見事に引き出しました。こんなふうに，人の未来をグッと開くことができる技術なのです。

Case Study

「精密検査は受けたくない」と，がんの精査を拒否する患者

先ほどの "Case Study" でご紹介した村田さんと私が出会ったのは，妹さんが「プラズマ療法」でがんと闘っている最中でした。

この治療法を熱心にすすめるA医師は，当時，妹さんがかかっていた病院の常勤医ではなく，主治医とは別の人でした。プラズマ療法に理解を示す医師は珍しく，通常の治療を拒否する妹さんを受け入れてくれる病院は徐々に限られていきました。妹さんは，A医師がアルバイトをしている病院を紹介されて，いくつもの県をまたいで病院を転々とし，村田さんは，そんな妹さんを必死で看病しているという状態でした。

当時の村田さんは，「私はいつ死んでもいいんです」「私はがんになっても治さないかもしれない」「忙しく忙しく過ごしてパタッと倒れて，そのまま目が覚めなければいいのに」といったことを，よく口にしていました。

看病に疲れ果てており，また，親身になってくれる医療者と出会えなくて医療不信がひどかったためだと思います。

A医師からは，治療や病院を紹介することで高額な金銭を要求されたこともあったそうですから，不信感を抱いていたのも当然だと思います。

皆さんも，臨床現場において，「医療不信の強い患者さんやご家族」と遭遇することがあると思いますが，その背景には，村田さんのような経験が隠れているのかもしれません。「医療不信のある患者や家族」と一言でくくってしまわず，不信の背景にはどんな思いがあるのかを，「もしこの患者さんが自分の家族だったら？」と考え，受け止めることができた

point 📍
患者・家族の医療不信の背景には，どんな経験と思いがあるのか。それらがどんなふうに今に影響しているのか。

ら，徐々に治療に協力的になってくれるかもしれません。

たとえば，がん検診で悪性が疑われ，精密検査が必要となったにもかかわらず，それを拒否する患者さんがいたとします。皆さんなら，どのように説得するでしょうか。

村田さんに患者役となってもらい，医師の竹川勝治先生（医療法人社団 愛育会理事長）が精密検査を受けるようにリードした例を見てみましょう。

① 患者さんの医療不信の原因を「傾聴 2.0」の姿勢で聞く

竹川先生はまず，「がんの可能性があるのであれば，精密検査を受けて早期治療をするのが一般的であると思いますが，それを止めているものは何なのですか」と，村田さんに優しくたずねました。これは，コーチング特有の，相手の信念を引き出す質問の仕方で，「メタモデルの質問」とも言います（先ほどの "Case Study" にも，同様の質問の仕方が出て来ていますね）。

村田さんは，乳がんになった妹さんの壮絶な闘病生活を目の当たりにしてきたつらさと，そこで出会った心ない医療者の対応についてゆっくりと語り始めました。

妹さんは元来，健康で，病気とは縁がなく，乳がんと診断されるや「がんですね，悪性です。切るのは早い方がいいから……そうだな，〇月〇日くらいですね」と，まるで治療には「切る」という選択肢しかないような言われ方をされてとても怖がっていたこと，また，「いつか子どもを産んで母乳で育てたい」という強い希望があったので，「切る」という一言に絶望したこと，そんな妹さんを見ていて，「せめて，妹の望む治療を受けさせてやろう」と家族で決心したこと……。

竹川先生は，村田さんの話すスピードに合わせるようにして（「ペーシング」と言います），決して遮らず，急かすこともなく，時折，「それは本当に切ないご経験でしたね。さぞかし大変だったでしょう」とねぎらいの言葉をかけ，終始，穏やかに傾聴していました。

この様子を見て私は，竹川先生は「傾聴 2.0」とでも称すべき姿勢で聞いていると感じました。

執拗に医療不信をぶつけて来る患者さんやご家族に対して，「医療従事者だって，そんな悪い人ばかりではありませんから」と，つい自己弁護したくなるときがあると思います。それは，数人の心ない医療者のために医療を信じることができなくなる人々がいることに対して，むなしさを感じるからではないでしょうか。

相手の体験や思いというものは相手固有のものであるから，こちらの

key word 🔒
メタモデルの質問

key word 🔒
ペーシング

考えや評価などは一切加えずに聞く——これを，「傾聴」と言いますが，竹川先生は，これがさらに高度に発展した，「傾聴2.0」の姿勢，つまり，相手の目の動きや無意識のしぐさ，表情・言葉遣いから，どのような感覚（五感）を使って物事を思い出しているのか，その内容は本人にとって心地よいものなのかどうかを観察して，さらに深いレベルで相手を理解しようとする聞き方で，村田さんと向き合っています。このような聞き方ができれば，無意識層の深いレベルで，目の前の対象と信頼関係を作ることができるのです。

② ほかの医師の責任をも引き受ける，誇り高い医師のあり方が対象を感化する

　竹川先生の「傾聴2.0」の姿勢は，村田さんの心の扉を徐々に開きました。

　話し始めた当初は目を合わせず，うつむいて声のトーンも低く，ぼそぼそと話していた村田さんですが，竹川先生の「心ない1人の医師の言動が，村田さんやご家族を傷つけてしまったことに対して，医師を代表して謝らなくてはいけません。われわれ医師は，患者さんのお話を聞くということをもっと勉強しなくてはならないと思います」という言葉が，胸の奥深くに響いた様子でした。

　それからの村田さんは，自分が話すよりも，うなずきながら竹川先生の話を聞く側に回り始めました。

　コーチングのスキルで言えば，「ペース＆リード」がうまく行き始めたということです。

key word 🔒
ペース＆リード

　このときの竹川先生と村田さんのように，深いところでラポールがかかる（信頼関係ができる）と，相手はこちらの話を十分に聞いてくれるようになり，最後はこちらの提案をすんなりと受け入れてくれるようになります。これを「ペース＆リード」と言います。

　ラポールがかかると，はじめに傾聴をされた側の対象は，相手に対しても傾聴でお返しをするようになります。

　しばらくじっくりと話を聞いていた村田さんに対して竹川先生が，「せっかくこういった段階で見つかったのですから，どのような治療を選ばれるとしても，まずは詳しく調べてみてはいかがですか。まだお若いし，命は大切にされた方がいいです」と言葉をかけると，村田さんは深くうなずき，「検査，受けてみます」と応えました。

key word 🔒
ロジカルレベル

　図は，「ロジカルレベル」という，コーチングの分野で使うことのあるツー

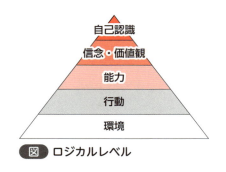

図　ロジカルレベル

ルです．問題行動の改善を目指すようなとき，この図を用いて考えるとうまく行きます．

　たとえば，このケースのように，「精密検査を受ける／受けない」といった「行動レベルの問題」を解決しようとするとき，「検査を受けないリスク」をとことん話して説得しようとするのが一般的だと思います．しかし，その方法では説得に大変なエネルギーを使いますし，恐怖でもって無理やりに行動を変えさせるだけかもしれません．

　相手に真に行動をとらせるもの，それは，「信念」や「価値観」です．つまり，その人物が心から納得したり，そのことに価値を見出したりすれば，力ずくでなくとも行動変容は起こるのです．

　相手の行動変容を促したいときは，ロジカルレベルの同じ階層（行動レベル）ではなく，上位の階層にアプローチすると，たいていの場合，うまく行きます．

　このケースでは，西洋医学や医療者に対する不信感（信念・価値観の階層）が，「精密検査を受けない」という行動を引き出していましたが，竹川先生の「誠意ある声掛け」と「あり方」によって不信感が軽減され，「精密検査を受ける」という行動にリードすることができました．

　人の思いとは，表裏一体なもの．「不信」の対義語は「信用」です．村田さんはもともと，他人のことを素直に信用するタイプです．妹さんが命を託した医師を信頼し，妹さんのことを任せていたからこそ，度重なる心ない対応に，「裏切られた，もう信用しない」という思いが強くなってしまったのではないかと私は思いました．

　先の例と本例，2回のコーチング体験を通し，「医療者魂」を備えた人々とも出会えたことは，村田さんの医療不信を軽減させることにつながったのではないでしょうか．人を傷つけるのも人であるし，癒すのもまた人です．医療に携わる人間としては，やはり「誠実なあり方と言動」によって，1人でも多くの患者さんやご家族を感化できるような存在でありたいものです．

---

point　信念や価値観へのアプローチが，行動変容をもたらす．

point　「不信」⇔「信用」　人の思いは表裏一体．

Case Study

性別適合手術を希望するトランスジェンダー [動画２点あり]

「LGBT のスタッフへのかかわり方のコツと職場での配慮」で触れた，梅邑さん。現在は女性ですが，「〇歳までには男性になりたい！」という強い希望を持っています。

私のもとに「コーチ認定トレーニング」を受けに来て，３日間にわたる合宿の中で話してくれた，「10 年後はこうありたい」というビジョンは，「LGBT の人たちが，ありのままの自分の姿で就職ができるような組織を作る」という，壮大なスケールのものでした。

LGBT の人々に対する偏見や風当たりはまだまだ強く，就職ができなかったり，たとえ雇用されていたとしても，LGBT とわかるや，とってつけたような別の理由で退職をさせられたりすることもあるのだそうです。梅邑さんの仲間にも，定職に就けずに苦しんでいる人たちが少なくありません。日雇いのアルバイトなどで何とか生計を立てている人も多いのだそうです。

自分の性別に違和感がありながら，男らしく振る舞ったり，女らしく振る舞ったりしながら，LGBT であることをひた隠しにして就職——こういったことなしに，あるがままの自分でいてもきちんとした仕事に就くことができる世の中になってほしい，そうした思いから，梅邑さんは，「LGBT の人々のための職業マッチングの組織」を作りたいという願いを持ったのです。

このビジョンを聞いたとき，私は，「この人は，とてつもなく偉大な人物になる。私がこの人を世の中に出さなければ。これは，そのための出会いに違いない」と，自分の使命のようなものを確信し，武者震いしたものです。

① 上っ面の「共感したい気持ち」と「役に立たない先入観」を手放す

さらに，梅邑さんは，これまでの人生で最もつらかったことや，今後，不安に思うこと，乗り越えなければならないことなどを，洗いざらい話してくれたのですが，雑談の中で私は，ふと，「学生時代なんかは，やっぱり，男性の友達の方が多かったの？」とたずねてみました。すると，「いえ。男の人とまともに話せるようになったのは，社会に出てからです。『何の苦労もなく男』だっていう人たちが，憎たらしかったというか……。話したいとも思わなかったので，学生時代に男の友達はいなかったですね」という答え。愕然としました。

「こういうことが，LGBT の人たちの真の悩み事なんだ」——自分がい

---

point 📍
上っ面の傾聴や質問は，役に立たない。

108　第３章　リーダーに求められる「ライフコーチング」力

かにLGBTへの理解が浅かったかということ，そして，軽率な質問をしてしまったことが，とても恥ずかしくなりました。

　自分の不甲斐なさに「連合」（この場合は，「落ち込む」という状態）しそうになりましたが，「こんな私に，梅邑さんは，自分の人生をかけてくれている。落ち込んでいる場合じゃない。自分の持っている力をすべて提供して，この人のゴールを叶えなくては」と奮起したのです。

　それからは，下手な先入観や共感したいという上っ面な思いをすべて手放し，梅邑さんの体験，思い，信念，目標をていねいに聞き取ることに徹しました。

②「～したいけれどできない」は，「二重の輪のコーチング」で信念を緩める

　「性転換手術（性別適合手術）を受けて，男性になり，戸籍を変えたいけれど，なかなかできないんです」と話す梅邑さんに，「二重の輪のコーチング」の技法を使って，質問を重ねていきます。

「性転換手術をすることを止めているものは何ですか」

——「母の反対です。『自分はLGBTで，いつか手術したいと思っている』とカミングアウトしたら，母はうつ病になってしまって，仕事も家事も何もできなくなってしまいました。1日中，電気もつけずに暗い部屋に閉じこもり，何も食べないでいるようになって……。こちらが看病しなければ何にもできない状態にまで，母を追い込んでしまいました。せっかく女の子に産んでくれたのに，女であることが死ぬほどしんどい自分。本当に親不孝だなって」（涙）

　梅邑さんのアウトカム（性転換手術をして戸籍を変えること）を阻むものは，「うつ病」という症状が出るまでに至った，お母さんからの命がけの反対でした。

「逆に，自分のことを，親孝行だなって，思うことはある？」

——「はい。お母さんを大切にしてきた方かなと思います。離婚して，すごく貧乏して，苦労しながらボクたちを育ててくれたので，何でもしてやりたいし，何より，お母さんが笑っている顔を見るのが嬉しくて，今までやってきました」

「親を大切にするというのが，あなたのモットー（信念）なんだね。本当に素晴らしいね」

——「ありがとうございます！」（笑）

「梅邑さんは，お母さんの笑っている顔を見るのが好きだよね。お母さんは，あなたが幸せだと嬉しいと感じるみたい？」

——「はい。ボクが幸せそうだと，お母さん，とても嬉しそうです」

「親は，子どもの幸せが一番嬉しいからね。あなたがありのままの自分で

---

point 📍

「～したいけれどできない」は，「二重の輪のコーチング」で解決する。

109

心から幸せになることが本当の親孝行だよ。お母さんは今，性転換手術ということに驚いてはいるけれど，その選択がきっとあなたをより幸せにするとわかれば，受け入れることができるよ。あなたのお母さんなのだから，絶対，大丈夫。信じて待とう。では，これまでに，『お母さんと意見がぶつかったけれど，結局は賛成してくれた』っていうこと，何かある？」
——「何度もあります。結局，最後には親が折れて賛成してくれます」（笑）
「そうだよね。今回も同じだよ。ただ，性転換手術って，とても大きいことだから，時間をかける必要があるっていうだけのことじゃないのかな。まずは，お母さんに，決意が固いことを何度も伝えよう」
　人が自分のことを「親不孝だ」と表現するとき，その背後には，「本当は，親孝行でありたい」という願いが存在します。「自分のことを親孝行だと思うことがあるか」とたずねたのは，「親孝行であった実績」を引き出すことで，モチベーションを上げることができるからです。さらに，「親孝行であることは大事だ」という，梅邑さんの信念を肯定するとともに，「親は，子どもの幸せが何より嬉しいのだ」と伝え，「親孝行」という概念のとらえ方を変えさせました（「リフレーム」）。そして，「反対されていたけれど，最後には賛成してくれたこと」を思い起こさせ，過去の成功体験を引き出すことに成功しました。

③ **ゴールの根底にある価値観を引き出し，リソースフルに**
　引き続き，私のトレーニングを修了したコーチたちが，梅邑さんのコーチングに当たりました。
　1人目のコーチ（看護師）は，ゴールを明確にするための質問から始めます。
「ありのままの自分で生きる選択をしたいのですよね。では，改めて，具体的なゴールを教えていただいてよろしいでしょうか」
——「戸籍を変えて，男性としてスタートするということです」
「それは，具体的にいつごろまでにとお考えですか」
——「できれば早い方がよいのですが，27～30歳までには終わらせておきたいです」
「このゴールを，どのくらい達成したいと思っていらっしゃるのですか」
——「100％です」
　梅邑さんの，ゴール達成へのモチベーションが確認されました。
　コーチはさらに，そのゴールの根底にある価値観を引き出します。
「強い気持ちがおありということなのですね。戸籍を変えて，男性として

point
「親不孝をしている」
⇔「親孝行したい」
言葉は対になっていることが多い。否定的な言葉から，「ありたい姿」を読み取る。

key word 🔒
リフレーム，
過去の成功体験

video

point
ゴール達成へのモチベーションがどれくらいあるかを確認する。

生活されることで，何が得られますか」

——「男性として生きていけると思うだけでワクワクします。楽しさし
　　かないです」

「ワクワクして楽しいと，さらに得られるものは何でしょうか」

——「幸せです」

「幸せになることで，さらに得られることは何ですか」

——「自分に余裕ができて，まわりの人たちに対してもしてあげられる
　　ことが増えます」

「それによって得られるものは？」

——「自分もまわりも幸せになれますし，幸福感が得られます！」

「自分の幸福感がずっと続くことによって，どんな状態になれますか」

——「今まで，やりたいと思っていても壁に感じていたことが，男性とし
　　て生きていくことによってできるようになる。もう怖いものは何に
　　もないと思えます。仕事もプライベートも充実します！」

「仕事もプライベートも充実したら，さらに何が得られるのですか」

——「楽しい！　そしてまた，幸せが得られます」

　コーチからテンポよく繰り出される質問に答えていくうちに，梅邑さ
んの表情はどんどん明るくなり，声には張りが出てきて，ジェスチャー
は大きくなっていきました。自己効力感が高く，エネルギーが満ち溢れ，
リソースを活用しさえすれば何でもできるような気持ちになっている状
態，「リソースフル」になっています。

　コーチは，「○○によって，さらに何が得られるのですか」という質問
を，5回ほど繰り返しています。

　男性として生きていくことで得られるものは？——ワクワク感，楽しさ

⇒ それによって得られるものは？——幸せ

⇒ それによって得られるものは？——自分に余裕ができて，まわりの
　　人にもしてあげられることが増えること

⇒ それによって得られるものは？——自分もまわりも幸せになること

⇒ それによって得られるものは？——怖いものがなくなり，仕事もプ
　　ライベートも充実すること

⇒ それによって得られるものは？——楽しさ，幸せ

　これらは，梅邑さんが生きていく上で大切にしていること，つまり，
価値観です。「それによって得られること」を繰り返したずねていくこと
で，ゴールの背景にあるメタアウトカムを引き出す（目標の先を思い描
かせる）ことができます。質問に答えることで，「自分はどのようなこと
を大切にして生きているのか」に改めて気づくことができ，答えるたび
にハッピーな気分になってきて，最終的にはリソースフルに近い状態に

111

なります。この気分（状態）で改めて自分が設定したゴールを思い浮かべてみると、「よし、絶対に達成するぞ！」とモチベーションが上がっています。

こんなふうに、優秀なコーチは、相手のモチベーションを管理し、ゴールの達成まで伴走するのです。組織の目標管理がうまく行っていないとしたら、その原因は、実はこれができていないことにあります。

前にも述べましたが、病院の置かれた状況や今後を見据えて組織目標が立案され、そこから個人の目標を設定する際、この目標が個人の価値観にリンクしたものでなければ、そもそもやる気は起こりません。コーチが梅邑さんに、「このゴールをどのくらい達成したいと思っていらっしゃるのですか」とたずねていますが、この時点で、75％以上、そういう気持ちがなければ、目標の達成はできないものなのです。そういった場合は、目標の大きさや期日を再設定して進めます。

梅邑さんは、このコーチングにより、「性転換手術をして男性として生きていく」というゴールにぐっと近づくことができました。

④ 目標の達成を阻むものを明らかにする

続いて、梅邑さんの目標（ゴール）達成を阻む可能性のあるトラウマを緩和するというコーチングへ。これは、非常に難しいテクニックです。

コーチ（看護師）は、「〇歳までに性転換手術を受ける」という目標を梅邑さんが確実に達成できるよう、その達成を阻む可能性があることを明確にし、対処ができるようにとコーチングを進めて行きました。

「性転換手術を受けたい」というモチベーションは100％の梅邑さんですが、お母さんの猛烈な反対に合い、トランスジェンダーであることを告白してから何年もの間、手術をすることができずに来ました。こんなふうに、「〜したいのに、なかなかできない」ことを、「葛藤」と呼びます。内心では「こうありたい」と願っていても、実際には行動が伴わない。こういった経験が、皆さんにも1つや2つ、あるのではないでしょうか。

具体的に言うと、「タバコをやめたいのに、なかなかやめられない」「運動したいのに、できない」「やせたいのに、ついつい食べすぎてしまう」といったようなことです。

このような葛藤を「統合」または解決するために行うのが、「そのゴールの達成を阻む可能性があることは何ですか」という質問です。

先ほどの例で言うと、禁煙できない人からは、タバコをやめたら、「（集中力を増す）ヤニパワーが切れてしまうから」「喫煙部屋でのコミュニケーションがなくなるとさみしいから」、運動したいのにできない人

---

point
相手のモチベーションを管理する。

video

key word
葛藤

point

できない・やめられない
行動の根底には，自分を
満たす価値観が潜んでい
る。そこを読み取る。

からは，「リラックスする時間も欲しいから」など，目標達成を阻む理由
が出て来ます。

　できない・やめられない行動の根底には，自分自身を満たす価値観が
潜んでいるので，そう簡単にやめることができないのです。健康も大切
だけれど集中力も大事，美容も大事だけれどリラックスも大切，といっ
た具合です。

　梅邑さんの場合，手術に踏み切れないのは，お母さんの猛反対がある
からです。梅邑さんは，とても親孝行な人。もし，その大切な親を悲し
ませた状態で手術に踏み切り，親と絶縁してしまったら，幸せではない
でしょう。それは，生きる上で，梅邑さんが，「家族」「調和」といった
ことを大切にしているからです。

　人間とはとても奥深いもの。「目標を立てたのだから，そんなこと，
言っていられないじゃないか！」と裁かずに，相手の価値観を大切にし
ながら傾聴し，その上で，どのようなサポートがあれば，ゴールを達成
することができるのかを考えることが重要です。

　手術というゴールを達成し，さらに，親や家族ともよい関係でいられ
るようにサポートするのが「真のコーチング」なのです。

⑤ リソースを追加，提供する

　「この5年間，LGBT の友人と一緒に母を説得してもらったり，テレビ
番組に LGBT の人が出て来たときに，手術をしたいという希望を伝えて
きたりしたけれど，母の考えは変わらなかった。だから，同じやり方で
は母の考えは変わらないと思います」と話す梅邑さんに，コーチは，こ
のように問いかけました。

「お母さんに手術の話をするときは，どのような気持ちですか」

──「また何か言われるんだろうな～と，嫌な気持ちになっていると思
　　います」

「そうでしょうね。──これは提案ですが，嫌な感覚が残ったまま，ある
いは，トラウマを抱えたまま伝えるよりも，それらを軽減した状態で伝
えた方がより伝わると思います。トラウマを緩和することができたとし
たら，どうですか」

──「はい，いいですね。やっぱり，『怖い』とか，嫌な気持ちで言って
　　いるのは，よくないと思います」

⑥ トラウマ映像を軽減する，イメージトレーニング

　コーチは，「iPad やスマートフォンの画面全体に，お母さんの悲しい
顔が映っているとイメージしてみてください。そして，指をシュッと動

113

かしながら，笑っているお母さんの顔と置き換える。それを2〜3回，やってみてください。どうですか」と，映像を切り替えるしぐさをしながら，梅邑さんを促しました。

——「あ，なんか違いますね。笑っている顔が出て来ると，やっぱりホッとしますね！」

「今度，お母さんと話す前にこれをやってみてください。そして，手術の後はお母さんが笑っているという未来を見据えて頑張ってください」

　このコーチングの優れていた点は，梅邑さんの，「同じやり方では母の考えは変わらないと思います」という言葉を拾い上げ，「提案ですが……」と，「トラウマを軽減する」テクニックの存在を伝え，無理強いせずにリソースを増やそうとしたところです。導入の仕方もとてもスムーズで，このコーチの優しさがにじみ出ていると思います。

　1分もかかっていないかと思われるこの「トラウマ映像の軽減テクニック」は，セルフコーチングにおいてもできる，優れた技です。視覚で物事をイメージしたり，再生したりすることが得意な人にはとても向いています。

⑦「ビジュアライゼーション」で，ゴール達成をより確実に

　そして，この続きは，形成外科医の石井義輝先生（小倉第一病院）のコーチングに委ねることに。手術の具体的な方法についての相談や，お母さんの説得の方法などについての話には，医師が介入した方が，梅邑さんのゴール達成は確実に早まると判断したからです。

「手術が終わった〇月〇日には，具体的にどうなっているイメージがありますか。まだ『痛い』と言いながらベッドに寝ているのか，それとも何不自由のない状態で仕事をしているのか……」

——「仕事に復帰して，普通にバリバリ働いているイメージです」

「そうだよね。そうすると，手術の日程をもうちょっと早くに設定し，手術を行う場所をもう決めなければならない。情報収集はしていますか」

——「AクリニックかB病院かな，と思っています」

「手術する病院を決めて，病院の情報を取り揃えた状況で，お母さんと話すことが必要ではないかと思います」

——「はい，そうですよね」

「お母さんの受け入れ具合は半分程度ということだけれども，この『半分』の中身の具体的なイメージを教えてもらえますか。戸籍の変更はいいけれど，手術はダメだとか，性的マイノリティであることは認めるけれど，戸籍の変更や手術はダメだとか……」

——「性的マイノリティであること，また，いずれは戸籍を変えたいこと

---

point

無理強いせずに，リソースを増やす方法を提案する。

についても『わかってるよ』と言ってくれていますが，手術はして
　ほしくないと言われます」

「戸籍を変えるには手術が必要だと理解はしているけれど，納得はして
いないという状態なのですね。どのようなことを心配されているようで
すか」

――「母はいつも考えが極端なんです。手術途中で麻酔が切れたらどう
　するの？　とか。ボクは（医師ではなくて）看護師だから，やっぱ
　り（ボクから聞くよりも）ドクターの話を直接聞かないと，納得で
　きないみたいです」

「それなら，お母さんには，手術をするドクターから早めに話を聞いても
らった方がいいので，まずは病院を決めることから始めていきましょ
う」

　石井先生は，常に視線を上の方に誘導するようなジェスチャーで，梅
邑さんに手術後のイメージができるように質問を重ねました。

　石井先生が，「手術が終わった○月○日に，具体的にはどのような体の
状態になっていたらよいのか」という質問をし，梅邑さんが，「仕事に復
帰して，普通にバリバリ働いていたい」と答えて以降，どんどん話が前
に進むようになっています。

　石井先生は，「イメージ」という言葉を何度か繰り返していますが，こ
んなふうに，視覚的にリアルに物事を考えさせ，モチベーションを高め
ることを，「ビジュアライゼーション」とも言います。手術後の体をイ
メージさせ，どのような状態で働いていたいのかを思い浮かべてもらう
ことで，梅邑さんがワクワクしてきているのが伝わってきます。

　こんなふうに，視覚・聴覚・身体感覚といった五感をフル活用してモ
チベーションを高めていくのが，真のコーチングの技術です。

⑧「認知のゆがみ」にチャレンジする

　梅邑さんがお母さんについて，「いつも考えが極端なんです」と語って
いる場面があります。上記の「手術途中で麻酔が切れたらどうするの？」
のほかに，「飛行機に乗って落ちたらどうするの？」「ジェットコース
ターに乗って車輪が外れたらどうするの？」などと言うので困っている
のだそうですが，これは，「認知のゆがみ」の一つ，先読みの誤りです。

　物事が悪くなるのではないかと思いすぎる傾向がお母さんにはあるよ
うですが，このゆがみは，多かれ少なかれ，誰にでもあります。

　梅邑さんへのコーチングの中でも，石井先生がリソースを探そうと，
手術に対して「きょうだいの協力は得られないの？」と問う場面があっ
たのですが，梅邑さんは，「きょうだいは頼りにならないです」と即答。

---

key word 🔒
ビジュアライゼーション

point 📍
五感をフル活用してモチ
ベーションを高めていく。

key word 🔒
先読みの誤り，決めつけ

key word 🔒
チャレンジクエスチョン

point 📍
「認知のゆがみ」には，チャレンジクエスチョンを投げかけることで気づかせる。

これは，決めつけという，「認知のゆがみ」です。それに対して石井先生は，「それは，これからもずっとそうなのだろうか」とたずねます。この質問の仕方を，コーチングでは，「チャレンジクエスチョン」と言います。

コーチは，相手に「認知のゆがみ」を発見したとき，質問することで相手に気づいてもらうようにします。こちらが変われば相手の出方も変わる可能性はあります。実際に，このコーチングの後，梅邑さんはお母さんの説得に成功し，手術の日程も決まりました。また，頼りにならないと思っていたきょうだいにも本音を打ち明けたところ，協力してもらえることになりました。

こんなふうに，自分自身の「認知のゆがみ」が目標達成を阻む原因になっていることも多いものです。コーチの絶妙な「チャレンジクエスチョン」が，急速に目標達成を促します。

> **こんなシーンで！**
> ―医療現場でのコーチングテクニック活用例―

	ロジカルレベル　ペース＆リード
	認知症がある頑固な患者さんに，入浴やリハビリを促す

　脳梗塞後に軽度認知症が出現した，かなり頑固な利用者・Aさんとのかかわりでうまく行った例があります。

　元会社社長のAさんは，経営は譲っていても常に会社のことを心配していました。経営不振で大変な時期もあったけれども，乗り越えてきたとのこと。プライドが高く，女性スタッフがケアをすすめても，「そんなことくらい，自分でできる」の一点張り。男気があり，「会社や家族を守っていかなきゃ」が口癖です。

　そこで，Aさんの自己認識を大切にしようと，常にAさんを「社長」として接することにしました。

　「社長，一緒にお食事でもいかがですか」と声をかけて食堂へ。食堂で経営指導を受ける毎日。そのうちにAさんは私を「ビジネスパートナー」と認識し，「今度の打ち合わせ後は飲みに行こう」など，どうも接待の対象にもなっているようでした。「井上くん」と名指しで呼ばれ，「社長，お風呂でもどうですか」などの提案はすべて通るようになりました。

　本文でも紹介されている「ロジカルレベル」（p.107の図参照）は，上位階層にアプローチすると下の階層に変化が起こせるといった考え方で，かかわりを工夫するときなどに用いるツールです。

　相手に食事や入浴といった行動をとってもらいたいとき，上位の階層でかかわると一気にうまく行くということがあります。食事や入浴といった行動レベルのことを説得するとなると，いつも説得していなければなりません。

　私は，Aさんの自己認識（「俺は社長だ」）にアプローチすることができたので，すんなりとさまざまな行動をとってもらうことができたのです。

　このテクニックは，「ペース＆リード」と言います。相手にペースを合わせて行動がとれるようにリードするという画期的な方法です。ぜひ，参考にしてみてください。

（愛育会 介護老人保健施設 清らかの里 介護福祉士・井上直樹）

第4章

自分も燃えてチームも燃やす

1 「チーム」と「グループ」は違う

　人数が少ないにもかかわらず，メンバー同士の連携がとれていて，ものすごい仕事量をサクサクこなす院内委員会もあれば，人数は多いのにメンバー同士の関係が悪く，人数分以下の仕事しかこなせない委員会もあります。

　または，患者さんの急変時も，メンバーそれぞれが自発的に求められている役割をどんどんこなし，大きな混乱もなく乗り切れるときもあれば，人数が多くても一杯一杯で混乱し，次の勤務時間帯の人たちにまでも迷惑がかかるメンバー構成のときもあります。

　ほかにも，少人数のカンファレンスで患者さんのために濃厚なディスカッションができることもあれば，役職者が部下の意見を否定して自分の意見ばかり通すクセに，「部下の発言が少ない」と指摘してくるような一方的な会議もありますよね。

　一体，この違いは何なのでしょうか。

　前者は「チーム」で，後者は「グループ」。

　「チーム」は，共通のゴールがあり，メンバーの価値観の多様性が認められるので，意見やアイディアが飛び交います。各自が自身に最適な役割をこなすので，少ない人数でも個人の限界を超える相乗効果（シナジー効果）が生まれ，数十倍〜数百倍の仕事をも裁くことができます。

　一方，「グループ」は，ゴールが明確でなく，多様な価値観は認められません。メンバー同士が同意見であることが強要されるので，意見やアイディアは乏しく，めちゃくちゃ仕事を抱えるスタープレイヤーがいて，その人に頼ってしまい，メンバーが各自の役割をこなさないということが起き，人数分以下の仕事量になったりします（表）。

　あのときのメンバーとは本当にいい活躍ができた，仕事ができた。でも，あのときはさんざんだった。── 一体，何が違うんだろう？　と，私たちはなんとなく「チーム」と「グループ」の違いを感じてきたと思います。

表 チームとグループの比較

チーム	グループ
・相乗効果（シナジー効果）が生まれる。	・単に「一緒に働く人たち」。
・発展するのに時間が必要で，発達段階を経る。	
・メンバー一人一人が個人の限界を超えて力を発揮する。⬅➡	・メンバー各自の限界を超えることはめったにない。
・個人の仕事の達成度の数倍〜数百倍となる結果を生み出す。⬅➡	・個人の仕事の達成度の合計以下の結果しか生み出せない。
・スタープレイヤーに依存しない。⬅➡	・人一倍輝き，より多くに貢献するスタープレイヤーがいる。
・身体的近さは大切ではない。⬅➡	・仕事をするのに身体的にそこ（近く）にいる必要がある。
・明確な焦点と共通のゴールを持つ。⬅➡	・ゴールの焦点があまり明確でない。
・共通のアプローチ（手法）と価値観を持つ。⬅➡	・個人のさまざまなやり方がある。
・価直観の多様性が認められる。⬅➡	・メンバーは同じ意見であることを強要される。

2 「チーム」になるために必要なこと

1 まずは互いのことを深く知る──「ノーミング」

たとえば，あなたが小学校の PTA の役員になったとしましょう。

役員の人数は，1 クラス 2 人ずつの 14 人。PTA の活動には，朝の登校時に横断歩道に立って交通安全指導をすることと，年に 2 回の廃品回収，年に一度の会計監査の仕事があるとします。

「会計監査って責任重大だよね，女子って数字に弱いしさ。じゃんけんで負けた人から順番性にしない？」などと誰かが発言。「そうだね，そうだね」と，会計監査 2 人が決まり，朝の交通安全指導は輪番性，廃品回収なんかはもちろん全員で……と，こんなふうになりがちです。

ただ，偶然に一緒の地域に住んでいて，同級生として生まれた子どもを持つお母さん（たいていは）同士で組織された PTA の役員。特に深く知り合うわけでもなく，役員になってしまってアンラッキーな者同士，せめてもの平等を，と役割を決め，仕事を割り振る。これが「グループ」の姿です。

でもこのとき，メンバー同士がもっともっとお互いのことを知り合っていたとしたら，どうなるでしょう。

メンバーの中の A さんは，元銀行員で，数字にとても強い専業主婦。旦那様が亭主関白で，土日に家を空けるのは難しいそう。

B さんは，シングルマザー。2 交代で看護師をしていて，夜勤があったり

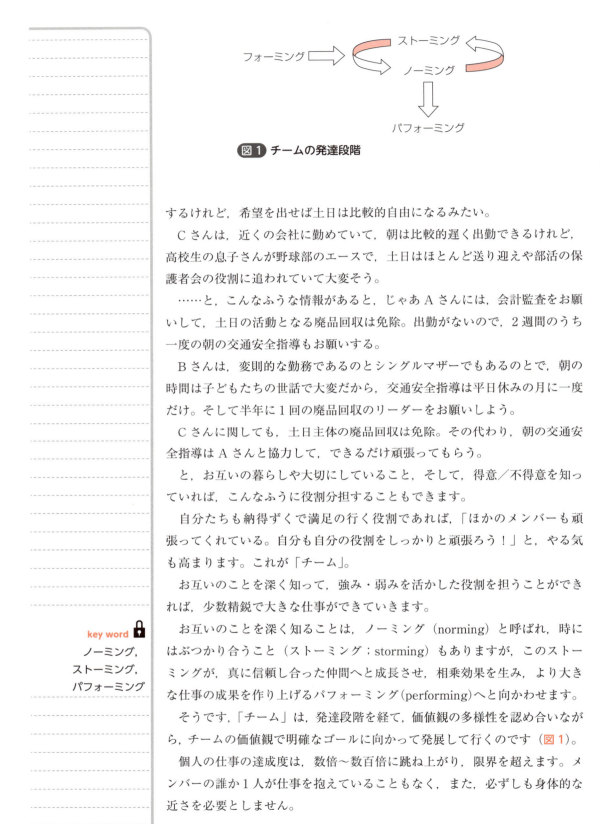

図1 チームの発達段階

するけれど，希望を出せば土日は比較的自由になるみたい。

Cさんは，近くの会社に勤めていて，朝は比較的遅く出勤できるけれど，高校生の息子さんが野球部のエースで，土日はほとんど送り迎えや部活の保護者会の役割に追われていて大変そう。

……と，こんなふうな情報があると，じゃあAさんには，会計監査をお願いして，土日の活動となる廃品回収は免除。出勤がないので，2週間のうち一度の朝の交通安全指導もお願いする。

Bさんは，変則的な勤務であるのとシングルマザーでもあるのとで，朝の時間は子どもたちの世話で大変だから，交通安全指導は平日休みの月に一度だけ。そして半年に1回の廃品回収のリーダーをお願いしよう。

Cさんに関しても，土日主体の廃品回収は免除。その代わり，朝の交通安全指導はAさんと協力して，できるだけ頑張ってもらう。

と，お互いの暮らしや大切にしていること，そして，得意／不得意を知っていれば，こんなふうに役割分担することもできます。

自分たちも納得ずくで満足の行く役割であれば，「ほかのメンバーも頑張ってくれている。自分も自分の役割をしっかりと頑張ろう！」と，やる気も高まります。これが「チーム」。

お互いのことを深く知って，強み・弱みを活かした役割を担うことができれば，少数精鋭で大きな仕事ができていきます。

お互いのことを深く知ることは，ノーミング（norming）と呼ばれ，時にはぶつかり合うこと（ストーミング；storming）もありますが，このストーミングが，真に信頼し合った仲間へと成長させ，相乗効果を生み，より大きな仕事の成果を作り上げるパフォーミング（performing）へと向かわせます。

そうです，「チーム」は，発達段階を経て，価値観の多様性を認め合いながら，チームの価値観で明確なゴールに向かって発展して行くのです（図1）。

個人の仕事の達成度は，数倍～数百倍に跳ね上がり，限界を超えます。メンバーの誰か1人が仕事を抱えていることもなく，また，必ずしも身体的な近さを必要としません。

key word
ノーミング，
ストーミング，
パフォーミング

2 身体的な近さは必要としない

「チーム」には必ずしも身体的な近さを必要としないとはどういうことかと言うと，たとえば，「若手が意見を出しても，いつもすぐに否定されるにもかかわらず，絶対に出席しなければならないような会議」などがよい例でしょう。

写真1は，本書でもご紹介している，福岡県北九州市にある小倉第一病院の接遇委員会「ハッピーおもいやり委員会」（以下，ハピおも）★と，東京に住む私とのミーティングの場面です。北九州市と東京をiPadで結んでミーティングをしているところです。

「ハピおも」との定例ミーティングに毎回必ず参加できるかと言うと，難しいときもありますので，こんな手段をとることもあります。でも，北九州市と東京と身体的な距離は離れていても，モチベーションの高いメンバー同士なら，これでも十分，心が通じ合うのです。

「忙しいのは皆，一緒なのに！ また，○階のスタッフだけカンファレンスに来ていない！」と責め合い，「体がそこにあること」が平等だとする「グループ」のカンファレンスや会議はやはり，「義務的」です。メンバー同士が集まることでモチベーションが上がる「チーム」が存在するなんて，考えてもみないでしょう。

写真2は，こちらも本書でご紹介している，東京都江東区にある愛育会の「病院の魅力・価値を高めるプロジェクト」（以下，MVP）メンバーのミーティングの風景です。

皆，通常勤務をこなしながらのMVP活動ですから，ミーティングの時間として確保してある時間を，イベント広報物の作成などの作業にあてるしかないこともしばしばです。特に忙しい部署の人は，ミーティングになかなか参加することができなかったりもしますが，気持ちはともにあることを感じていますし，その日に何とか時間を工面できたメンバー同士で分担し，助け

notes ★
★ もとは院内プロジェクトだったが，委員会に昇格した。

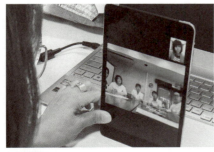

写真1 iPadを使って，遠隔地にいる者同士でミーティング

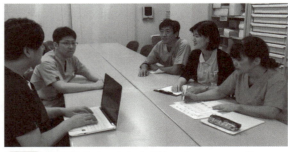

写真2 通常勤務をこなしながらのミーティング

合って，膨大な仕事量をガンガン片づけていきます。

そんなメンバーの思いが通じたのか，彼らが企画した施設見学会に来られた方の中から，愛育会に就労や入所・利用が決まった方も現れました（見学会については，**3**でご紹介します）。

3 ぶつかり合うことを恐れない──ストーミング

チームの信頼関係ができていれば，「必ずしも身体的な近さは重要でない」。私自身も，彼らとともに活動する中で，日々，実感させてもらっています。

でも，MVP も最初の段階からメンバーの信頼関係が出来上がっていたわけではありません。発足当初は，メンバーが何人も入れ替わったり，時にはなかなか改善が進まずに涙したりすることもありました。ノーミングやストーミングを繰り返し，現在のコアメンバーに成長・発展してきたのです。

「チーム」は，共通の高い目標性を持った集団であり，もちろん，お互いに信頼し合っています。しかし，だからと言って，自分が疑問に感じたことや，仕事の進め方，メンバーの考えやあり方に関して意見を言わないというのは，チームを発展させません。考えや行動を集団に合わせる「同調性の原理」が働き，意見を押し殺すようでは，真のチームにはなれないのです。

4 共通言語でともに振り返る──「認知のゆがみ」日記のすすめ

人間は完璧ではありませんから，第2章でご紹介した「認知のゆがみ」なども MVP の活動で日々，出現します。

一所懸命，組織のため，一緒に働くスタッフのために活動しているのに，スタッフ側からの協力が得られない……なんてこともたびたびあります。そんなとき，「こんなに頑張っても，どうせわかってもらえないだろう」といった「認知のゆがみ」（決めつけ）が出現してしまうことも起こります。

傷ついた心の状態（連合）でよくない未来をイメージしてしまったり，先入観でものを言ってしまったり，自分のやり方にこだわってしまったり，メンバーを傷つけてしまうのなら言わない方がいいのかな，なんて自分の気持ちを伝えることを躊躇してしまったり……と，こんなことも起こります。

が，すぐに，「認知がゆがんでいた，決めつけていた」と，立ち直り，MVP の仕事に戻ります。そして，そんな，素直に自分に向き合える素敵なメンバーと一緒にいられることで，「ああ，自分もしっかりしなきゃ。頑張ろう！」と，モチベーションが維持されます。

「チーム」になるためには，自分ともメンバーとも向き合い，成長する決心が重要です。そして，「認知がゆがんでいました」というように，ともに振り返ることができる「共通言語」の存在が何よりも大切です。

point 📍
メンバーがともに振り返ることができる「共通言語」の存在が大切。

私が「チームコーチング」でサポートさせてもらっている「チームメンバー」には，「認知のゆがみ」の日記に取り組んで，9つのゆがみに気づき，合理的な思考に変換することができるようになってもらっています。

一時，感情が揺れ動いてカッとなったり，落ち込んだりしても，すぐに合理的に考えて感情をマネジメントすることができるようになっているので，「チーム」になったときの思考の質がグンと高まるのです。

これから「チーム」を作りたいと思っている方は，まずは，この感情のマネジメントの基礎力になる「認知のゆがみ」の日記に取り組まれるとよいでしょう。

認知がゆがんだ者同士がいくらメンバーになっても，「チーム」になれるわけではありません。「チーム」になるためにストーミングは必要ですが，ただの言い争いでは関係が悪くなっていくだけです。

私がおすすめするのは，「それって，『認知のゆがみ』の5番（先読みの誤り）じゃないですかね？　未来のことは未知数だから，まずはやってみましょう。ダメならまた考えませんか」という「チャレンジクエスチョン」を用いたエレガントなストーミングです。この基礎力が，何と言っても大切なのです。

key word 🔒
チャレンジクエスチョン
を用いたストーミング

5 ストーミングとノーミングを繰り返して，さらに成長

さて，「ハピおも」の大坪顧問は，数十年の看護師経験をお持ちの大ベテランです。他の病院で看護部長職を勤め上げ，小倉第一病院の看護部の顧問に就任。大坪顧問と私は，理事長・中村先生のお計らいで，「最上級の接遇を経験して来るように」と，「ハピおも」メンバーの屋久島研修に連れて行っていただきました（この研修のいきさつは，**3**で紹介します）。

皆で登山をし，三食をともにするうちに，メンバー同士がどんどん打ち解けていきました。「チーム」になるには，「同じ空間，同じ体験，同じ時間」といった3つの共有も必須です。新入職員に看護技術のトレーニングや研修を長期間で行う病院があるのも，学習させるという目的もありますが，新人同士が打ち解けて「チーム」になれるようにという意味も大きいのです。小倉第一病院でも，新人集合研修はおよそ半年間かけて行われ，フォローアップを含めると9か月間。なお，愛育会でも，2018年から，1年間の継続した新人研修を実施し，新人同士の絆を深める機会を設けています。

屋久島での最後の夕食時，大坪顧問は，私に対して，「接遇委員会が発足した当初は，『こんな若い人から，何でここまで言われなくちゃいけないの？』と思ったこともあったけれど，あのとき，フィードバックを受け入れて本当によかった！」と本音をぶつけてくださいました。

と言うのも，「ハピおも」が立ち上がったころ，顧問はたくさんの仕事を抱

key word 🔒
チームになるための
3つの共有

えながら委員長を務めていらっしゃいました。ほかの病院のこともよく知っておられ，病院への挨拶回りの業務も担っている顧問は，さまざまな病院の接遇委員会の規定や活動を調べ，資料をたくさん準備して委員会に臨んでおられたのです。

そして，私との間で，このようなやり取りがありました。

顧問　ほかの病院でも，接遇委員会は，挨拶運動や接遇研修，患者さんのクレームの貼り出しのような活動をしているみたいだから，当院の接遇委員会でも，これらの中から選んでやりませんか。

奥山　小倉第一病院さんは，病院機能評価で第1位をとったこともある病院ですよ。いろんな病院の方がたくさん見学に来られて，ここでの取り組みをまねたいと言って帰られます。そんな病院の接遇委員会が，ほかの病院がやっていることをまねるのでは，弱いんじゃないかと思うんですが……。あと，「やらなければいけない」（have to ～）という表現は，義務的な感じを相手に与えるので，「やりたい」（want to ～）という表現にしていきませんか。それから，やることから決めるのではなくて，まず，「チームの理念」と「チームの価値観」を決めてから，やりたいことを決めていったらいいと思います。

顧問　……。そう，ですね……。

屋久島研修の席で，このときの正直な気持ちを伝えてくださったのでした。年下の私にでも率直に気持ちを伝えてくださる顧問の正直なあり方を尊敬しました。まわりのメンバーも，「顧問，正直すぎる～っ！」（笑），「やっぱり素敵～」と，和んだ瞬間でした。

上記のやり取りの後，「チームの理念」と「チームの価値観」をじっくりと時間をかけて決めてから，「やりたいこと」（want to ～）をブレインストーミング（brainstorming）★で決めていきました。

そして大切な「チーム名」に関しては，職員から公募したところ，「ハッピー」と「おもいやり」の2つの言葉を取り入れたいという意見が多数寄せられたため，「ハッピーおもいやり委員会」となりました。

発足当時はフォーミング（forming）の段階です（図1 参照）。この時期には，リーダーに気を使いすぎて意見を言わない，ということが起こるものなので，あえて私は今後の「ハピおも」に大切であろうことをフィードバックさせてもらいました。

理念も決まりかけていたのですが，「小倉第一病院の接遇委員会はどうありたいか」「どういう委員会にしていきたいか」と，あえて原点に戻り，じっくり時間をかけ，ゆっくりと構築してもらうことにしました。そうして出来上がった理念も価値観も，素晴らしいものでした。

最初からやり直すことに同意してくれた顧問とメンバーのあり方が素晴ら

---

notes ★

★　**ブレインストーミング**
アレックス・F. オズボーン（米）により考案された，会議方式の一つ。ある課題について，集団が，批判を持たない自由な雰囲気の中でアイディアを出し合うことで，よりよい解決を得ようとする方法。

key word🔒
フォーミング

key word🔒
原点に戻る

124　第4章　自分も燃えてチームも燃やす

しかったのだと思います。そして、「私もメンバーの一人」という覚悟で、勇気を出してフィードバックさせてもらって本当によかったと、今では思います。

現在の「ハピおも」の活躍ぶりを見ると、やはり、ストーミングを怖がっていては、よい「チーム」にはなれないと痛感します。これまでも、1人のメンバーに業務が偏ってしまったり、「ハピおも」の活動が他の職員に理解されずに悩んだりと、さまざまなストーミングがありましたが、そのつど、メンバーと向き合い、気持ちを語り合いながら乗り越えてきました。

こんなふうに、ストーミング（対立、荒れること）とノーミング（調和）を繰り返しながら最後のパフォーミング（実行、成就）に向かうのがチームです。チームは図1で示した発達段階を繰り返して、より少数精鋭で高い目標を達成できるチームとなっていくのです。

6 次に必要不可欠なのは「共通のゴール」

「チーム」になるために、次に欠かせないのが、「共通のゴール」です。

まずは、「共通のゴールは何か」「何を達成するチームなのか」を決めていきます。

このときに重要なのが、「病院（組織）が目指す未来は何なのか」「院長・理事長（経営者）の目指していることは何なのか」を把握し、そこから「チームのゴール」を決めるということです（図2）。

岡山県岡山市にある竜操整形外科病院の「魅力（M）ある病院（B）づくりプロジェクト（P）」（以下、MBP）チームは、病院の魅力をさらにアップさせ、患者さんと職員が引き寄せられるよう、活動をするために発足しまし

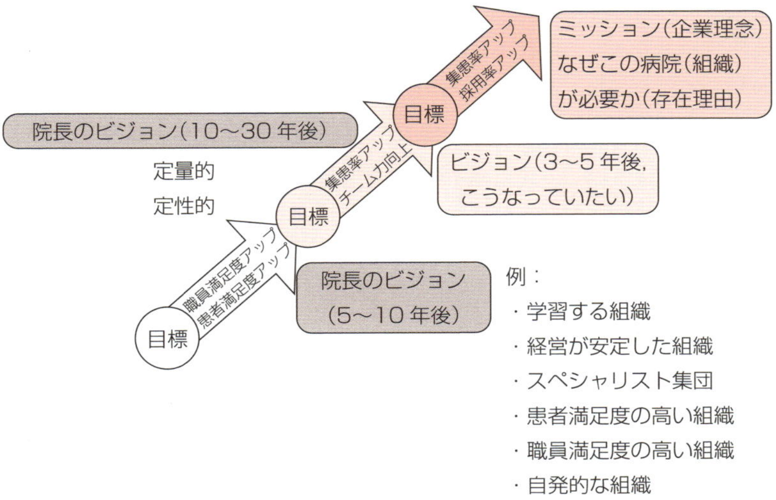

図2 共通のゴールを設定する

た。

　こちらの病院は，ホームページでも謳（うた）われていますが，「マグネットホスピタル」（求心力のある病院）を目指しています。つまり，組織の目指すゴールはこの「マグネットホスピタル」。ここから，MBP の「チームのゴール」と「チームの価値観」を決めていきます。

　チーム共通のゴールは，職員満足度を引き上げて，さらに働きやすい病院にすることと，病院の魅力を伝えて採用率を上げ，人材紹介会社にかかる経費を減らすこと，としました。

　メンバーとしても初めての取り組みであったので，定量的な目標を立てるのが難しいという声が上がり，まずは定性的な目標を立案しました。定性的な目標として，

① 職員の率直な意見を聞き取り，改善案を示すことで，病院への期待値を上げる。

② 病院の情報を発信することで，病院のさらなる魅力を伝える。

の２つを掲げました。

　これらの目標を達成するための行動として，①に対しては，職員満足度調査を行うとともに，「何があったら，病院でスタッフとして働くことをすすめるか」という項目に自由に意見を記載してもらうことにしました。

　このアンケート調査は，携帯電話で実施したこともよかったのか，多くの意見が集まりました。そして，これらの意見をもとに，MBP で改善案を検討していきました。

　②に対しては，まずは Facebook と YouTube を始めました。次に，病院紹介パンフレットの作成。さらに，病院のキャラクターを職員から公募し，LINE スタンプを作成（詳しくは，**3**で紹介します）。次に，病院に見学に来なくても院内の魅力が伝わるように，「バーチャル病院紹介ムービー」を手作り（業者に依頼すればウン十万の出来映えです！）。そして，大手出版社から出ている看護学生向け雑誌への記事執筆で，病院の魅力を全国に向けてアピール。また，近隣の看護学校へ，卒業生の職員を連れての挨拶回りと，とても精力的に活動しました。

　……と，今ではこんな成果を上げることができている MBP チームも，発足当初はいろいろな壁にぶつかりました。「ハピおも」同様，フォーミングからストーミング，ノーミングという発達段階を経て，徐々に「チーム」になってきたのです。

　今では週に２～３回の情報発信をしている Facebook も，始めたときは大変でした。秋祭りにビアガーデン，毎月の職員の誕生会といった，季節ごとの行事や研修，さまざまな分野の自発的な勉強会。「竜操には，医療者として成長できる仕組みや，楽しいことが盛りだくさん。人間関係抜群のスタッフと

一緒に仲よく楽しくやっていけますよ！」と，今後，仲間になってくれるかもしれない人たちに「飾り気のない竜操の今」を伝えようと始めたFacebook。でも，病院のいいところをたくさん伝えて採用率をアップして，ゆとりを持ってスタッフが働けるようにしたいというMBPメンバーの思いとは裏腹に，当初は，「写真を撮られて公開されるなんて，絶対に嫌」という人も少なからずいました。

「せっかく人を増やして皆の負担を減らしたいと思って始めたのに，スタッフが反対するなんて……」

メンバーは，自分たちとほかのスタッフとの間にある，採用や病院に対する思いの違いをダイレクトに感じ，ショックを受けてしまいました。

でも，ここで，「この出来事を，どんなリソースに変えることができるか」を即座に考えることができるのが，このチームのすごいところです。

> **point**
> 同僚や同じ組織で働くスタッフが反対勢力に見えることもある。
> ➡「ピンチはチャンス」
> ➡「どうリソースに変えるのか」
> で乗り越える。

写真撮影がNGのスタッフに話を聞く機会を作り，さらによい病院になっていけるよう，意見をもらおう。また，小さく映るくらいもNGか，後ろ姿だけならどうですかと，「ペース＆リード」（コーチングテクニックの一つ）をさせてもらう，いい機会ではないのか。さらに，「MBPに協力したいけれど，なかなかできない」という人には，「（協力することを）止めているものは何か」という「二重の輪のコーチング」をさせてもらう，いいチャンスではないか，という意見が出たのです。

スタッフが反対するなんて，と，最初は消極的にとらえていたメンバーも，「コーチングのトレーニングの成果をアウトプットする，よい機会なのかもしれない」と，すぐさま，この出来事をリソースにすることができました。

MBPメンバーは皆，コーチングのトレーニングを受講し，認定試験に合格した人たちで結成しているので，こんなふうにすぐに合理的思考ができるようになっています。これは，後述するダニエル・キム教授の言うところの「思考の質」が高い状態と言えます。

7 チームの「共通の価値観」でさまざまな障害を乗り越える

MBPの「チームの価値観」は，「オープンハート」「信頼」「クリエイティ

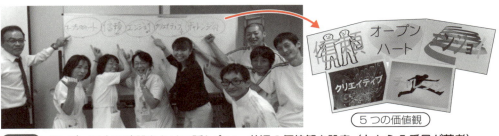

写真3　メンバー同士で時間をかけて話し合い，共通の価値観を設定（左から5番目が著者）

> **point**
> 「チームの価値観」は、チーム発足時にメンバー同士で時間をかけて話し合って決め、困難にぶつかったときにはここに立ち戻る。

> **point**
> 価値観を胸に、一歩を踏み出す。

> **point**
> 新しい物事に乗り気でないスタッフに対しては、「止めているものは何か」を、責めずに引き出していく。

ブ」「エンジョイ」「チャレンジ」の5つです（**写真3**）。壁にぶつかったときや迷ったときには、この「チームの価値観」に立ち戻って考えます。病院の理念のようなものが「チームの価値観」であり、とても大切なものです。

そして、これらの価値観は、チームの発足時、メンバー同士でじっくりと時間をかけて話し合って決めることが重要です。

高いゴールの達成を目指すときには、さまざまな困難に遭遇します。MBPの場合は、前述したFacebookの事例のときなどにこの「チームの価値観」を活用します。「そうだ、こんなときこそ『チャレンジ』が大事だよね」とか、「まずは、自分たちから『心を開いて』（オープンハート）スタッフの思いを聞いていこう！」というように、壁にぶつかったとき、乗り越えるためにこれらの価値観を胸に、一歩を踏み出すのです。

実際に、写真撮影に乗り気でなかったスタッフ一人一人の思いをMBPメンバーがヒアリングすると、「SNSをよく知らないので怖かった。MBPの人の話を聞いて安心したので、映ってもいい」とか、「自分の部署の人たちが断っていたので、断った方がいいのかと思っていた」とか、「何のためにFacebookをするのかがわからなかったから断ったけれど、スタッフを増やすためということなら協力したい」などの声を聞くことができたのでした。

メンバーは自分たちの活動が、「どんな目的で、どんなことを目指しているのか」ということが、まだまだスタッフに伝わっていないということに気づき、もっともっと発信を強くしていかなければと、決意を新たにすることができました。「師長や所属長に言ったから」とか、「Facebookへのご協力を、という文書を作って渡したから」と、どこかで他人任せにしていたり、「文書を回せば見てくれるだろう」と簡単に考えていたりした自分たちのあり方を振り返ることができた瞬間でもありました。

Facebookって何なのかを説明していくことも必要だとか、文章だってMBPの思いがもっと伝わるようなものでなきゃダメだとか、「スタッフを増やしてもいいと思わせるような医療を提供して、もっともっといい病院を一緒に作っていきましょう！」と、メンバーが他のスタッフ一人一人の情熱に火をともすようにしていくことが大事なのだと、この出来事は、「チーム」の結束を強める結果につながりました。

そしてもちろん、ヒアリングをすることで、メンバーはコーチングテクニックでもある「ペース＆リード」や「二重の輪のコーチング」もたくさん経験することができました。この出来事は彼らが、私の会社が主催するコーチング大会での2017年度優勝にもつながったのかもしれません。

こんなふうに、「チームワーク」と「チームの価値観」をもってすれば、高いハードルも超えて行くことができるのです。

8 「グループ」から「チーム」へ

以上,「グループ」と「チーム」の違いに関して,私が支援にかかわっている委員会やプロジェクトチームの成長過程をもとに説明しました。

「共通のゴール」と「共通の価値観」を持ち,自分の最も得意なことでチームに貢献し,ストーミングを恐れず,成長し合い,高い高い目標を達成する「チーム」。

メンバーと一緒にいるだけでモチベーションがマックスになる「チーム」。

そのメンバーであることに誇りを感じることができる「チーム」。

ぜひ,皆さんの組織でも誕生させてほしいと願っています。

3 理想の病院は作っていくもの ——優れたチームは経営者をも動かす

では,**1**,**2**で紹介した各「チーム」の,具体的な取り組みを紹介しましょう。

接遇研修やコーチングのトレーニングを受けてくれた人たちが,学んだことを自分のものとしてしっかり消化・吸収し,いかにして自身の,そして自部署の,さらには施設全体のケア力向上へとつないでいったか。職場をよりよくしたいと考える皆さんに,ヒントとしていただけるのではないでしょうか。

1 「プロジェクトチーム」化でモチベーションアップ

▌〔愛育会:病院の魅力・価値を高めるプロジェクト(MVP)〕

「院内コンサート+施設見学会」の開催——イベントやレクリエーションを,主催者も参加者も楽しみながら継続させるコツ

医療法人社団 愛育会(東京都江東区)は,病院,介護老人保健施設,訪問看護ステーション,通所リハビリテーション,クリニックを備え,医療・介護・福祉の総合事業を行っています。

MVP は,「施設の魅力と価値(value)を向上させよう」という願いのもと発足した,組織横断的なプロジェクトチームです。私はこのプロジェクトのチームコーチングを担当していて,さまざまな取り組みを一緒に企画したり,スタッフのモチベーションアップを図ったりしています。

この施設では,毎月,ボランティアによる院内コンサートやウクレレ教室,また,年に 2〜3 回ほど,地域の方々(利用や就労を考えている方々など)を無料で招待する「施設見学会」,さらに,毎年の「看護の日」(5 月 12 日)には,何かしらの催しを実施しており,いずれも好評です。

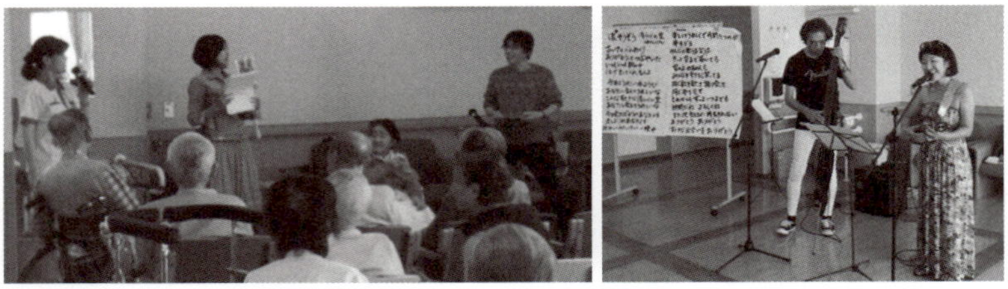

写真4 愛育会での院内コンサートの様子

　これらをドッキングさせてみてはと，ある MVP メンバーが提案したことから，施設見学会の日にプロのミュージシャンを招いて演奏会を開催することになりました。

　見学者，スタッフとその家族，そしてもちろん，入所者・利用者の皆さんとご家族が大勢参加し，大盛況。デイケアサービスや病院のホールでのコンサートに慣れているミュージシャンをお呼びしたので，選曲もバッチリでした。観客が涙ぐんで聴きほれる，素晴らしいコンサートとなりました（**写真4**）。

　とても印象的だったのは，大きな声で一緒に歌う入所者・利用者の皆さんに向けられたスタッフたちの表情です。穏やかにほほ笑んで，自分の身内を見るような優しいまなざし……。「ここのスタッフは，入所者さん，利用者さんのこういったところをたくさん見たいと思っている，優しい人たちなんだな」と改めて感激しました。

　開催2か月前のミーティングで，あるメンバーが打ち明けた，「利用者さんのためにレクリエーションをしたいと思っているスタッフは本当にたくさんいるのだけれど，現場の人手が少なすぎて負担をかけてしまうから，企画するのも躊躇しちゃうんですよね……」という一言から，皆で必死に考え，「利用者のためにレクはしたい」「でも，人手がない中で何とか仕事をこなしているスタッフに負担をかけないものを企画したい」など，「〜したい」（want to 〜）を大事にして知恵を出し合いました。

　こうしたミーティングを成功させるには，「〜したい」（want to 〜）で話し合うことが，何と言っても大事です。プロジェクトメンバーで行うミーティングは，ブレインストーミング。どんな奇抜なことを言っても責められませんから，どんどんアイディアが出て来ます。

　メンバーの意見をまとめると，「看護の日，施設見学会，院内コンサートをコラボさせて相乗効果を狙う。でも，負担に感じてしまうほどキチッとはしない。緩く行く。そして，このイベントを自分たち自身が楽しもう！」ということでした。

　医療者は真面目な人が多く，何かしようとするとすぐに，「担当者は？　準備はいつ，誰が？」となりがちです。参加者に楽しんでもらおうと企画した

point 🔵
「〜したい」（want to 〜）を大事にして話し合う。

のに，いつしか担当者が苦しくなってしまう。レクやイベントが継続できなくなってしまう原因がここにあります。

　継続のコツは，本例でメンバーが決めたように，「緩く，楽しく，まずは，自分たちが楽しむ」というスタンスでいることです。イベント後，「ちょっと大変だったけれど，皆，喜んでくれたし，楽しかったし，よかったな」と思えるくらいが目安です。

　堅苦しくて，何か意見を言うと，「そんなことして何の成果が出るんだ？」とか，「こんなに人が少なくなった原因は何なんだ？」などと過去を責められて，押さえつけられるような雰囲気の会議では，よいアイディアは出て来るわけがありません。わざわざ集まるより，現場で仕事をしていた方がましです。

　皆さんもこれまでに経験したことがあるのではないでしょうか。意見の出ない，否，「言わせない」会議ならば，権力者だけで勝手に何でも決めて，結果だけを回覧すればよいのです。企業にも，このような「意見を言わせない会議」がはびこっているところが多いのではないでしょうか。プロジェクトチームの会議は，メンバーで集まること自体が楽しみで，活発な意見が飛び交うものであり，その手の会議とは全く別物。だから，うまく行くのです。

〔竜操整形外科病院：魅力（M）ある病院（B）づくりプロジェクト（P）（MBP）〕

「病院のキャラクター公募」——チームの「共通の価値観」がプロジェクトチームの活動を活性化

　竜操整形外科病院（岡山県岡山市）では，MBPチームが活躍中です。病院のキャラクターを職員から募集して，採用された人を表彰し，そしてゆくゆくはそれを各種グッズやLINEのスタンプなどにしよう，というアイディアが出て，盛り上がりました。

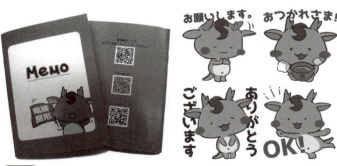

写真5 竜操整形外科病院のキャラクター「りゅうくん」手帳（左）とLINEスタンプ（右）
採用活動やコミュニケーションの活性化のほか，学会発表や院外プレゼンテーションの場面でも大活躍。

キャラクター公募には、たくさんの応募があり、プロジェクトメンバーも大興奮。集まったキャラクター案を院内に掲示して、職員による投票形式で決定し、表彰式が行われました。

　このキャラクター「りゅうくん」（**写真5**）のLINEスタンプを作る目的は、主に看護学生に登録・活用してもらうことで採用効率を高めることですが、同時に、病院の職員同士のコミュニケーションの活性化にも一役買ってくれそうです。ですから、企画したMBPメンバーもワクワクしながら活動しています。

　こうしたプロジェクトチームの活動を活性化するときに大切なことは、「チームの価値観」を作ることです。「このチームはどんなことを大切にして動くの？」という指針が「チームの価値観」です。

　MBPチームの価値観は、「オープンハート」「信頼」「エンジョイ」「クリエイティブ」「チャレンジ」ですが（**写真3**参照）、これを決めるのに、2時間くらいかかりました。

　「どうしよう……」と迷ったときには、この、「チームの価値観」に立ち戻って考えるようにします。たとえば、皆を喜ばせたいと思って企画したことなのに、何だかすごく苦しくなってきた……というとき、「今、自分とチームは『エンジョイ』できているか」と自問自答します。1人だけが仕事を抱え込んで負担になっていたり、言いたいことを言わずにがまんしていたり、ということがない状態にするための指針が、「チームの価値観」なのです。

　ですから、じっくりと時間をかけて決め、迷ったらそこに立ち戻って考え、チームビルディング★を醸成していく。それが、**1**で説明したように、少数精鋭で偉業を成し遂げることができる「チーム」を作る上での土台になります。

　図3は、ダニエル・キム氏（マサチューセッツ工科大学教授）が提唱したもので、「業績が高い組織に共通していること」を表しています。高い業績や

key word　チームの価値観

notes
★　チームビルディング
メンバーが、個々の能力を最大限に発揮しながら、一丸となって同一の目的を達成するための手法、または組織作り。

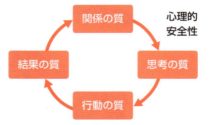

図3 組織の成功サイクル（ダニエル・キム氏による）
互いの「個」を理解し、認め合う関係が築かれると、柔軟で新しいアイディアが生まれる。
そのアイディアが自発的な行動を生み出し、その行動の積み重ねが組織の結果につながる。

成果を出すことができる組織やチームは，まずは「関係の質」が高く，否定されたりすることがないので，アイディアがたくさん出せます。そのアイディアを練ることで「思考の質」が高まり，「行動の質」も上がり，最終的には「結果」につながっていくのだそうです。

　大切なのは，「『関係の質』から右回り」になること。前述した，「意見の出ない（意見を言わせない）会議」に象徴されるように，職員のモチベーションを下げる組織は，「そんなことをして，何の成果が出るんだ？」と結果を問われ，「現場は何をやってるんだ！」と行動を責められ，「もっと考えろ！」と思考を責められ，関係がますます悪化するという悪循環からなります。

　こんなふうに，「『結果の質』から左回り」になっている組織は停滞していくと言われています。

　プロジェクトチームで動いていると，やはりすべては「関係の質」から始まるのだ，ということを再認識させられます。職員の「やる気・自発性・やりがい」の高まりは，定性の指標であり，組織が活性化していく大切な要素です。こうした職員満足度の上昇を「成果」ととらえない組織に，人はとどまりません。

　離職率の高い組織では，集患率，収益増加と経費削減ばかりを成果と見なす傾向があります。人が定着せず，人材紹介会社を使って，莫大な採用経費をかけていては，いくばくかの経費を削減しても，意味がありません。

　私たち医療者は，患者さんや利用者さん，そして他のスタッフの喜ぶ顔を見ることがやりがいにつながります。プロジェクトチームで動いていると，本当の意味で「いい仕事」を追求することの大切さと，すべては「関係の質」から始まるということが身に染みます。

point 🔘
すべては「関係の質」から始まる。

▌〔小倉第一病院：ハッピーおもいやり委員会〕

「スマイル総選挙」──コーチングマインドで，スタッフのモチベーションを上げ，維持する

　コーチングの前提は，「物事の肯定的な側面に焦点を当てること」です。

　たとえば，敬語がうまく使えないスタッフがいるとしましょう。皆さんなら，「この人に，正しい敬語の使い方を教えなくてはならない」ととらえますか，それとも，「この人は，敬語の正しい使い方をまだマスターしていない」ととらえるでしょうか。

　「コーチング的」なとらえ方は，後者のとらえ方です。すなわち，「敬語が使えない」ことは過去形で一時的なこととし，「これから使えるようにする」という現在と未来に焦点を当て，その方向性を大切にします。同時に，「できている」ことは現在形と未来形で長期的なこととして膨らませるというものです。

key word 🔒
コーチング的，
ティーチング的

一方，前者のとらえ方は，「ティーチング的」と言いうるものです。すなわち，「できる／できない」の二元論で人や組織，現状を見ていると，「できない」ことにばかり意識が向いてしまいます。集合研修は，時間をかけずに一定水準の知識を持たせるのには適していますが，「ティーチング止まり」になってしまいます。こうした教育ばかりを受けていると，なかなかこの二元論から脱皮できません。

　小倉第一病院（福岡県北九州市）の接遇委員会「ハッピーおもいやり委員会」（以下，ハピおも）は，コーチングマインドを軸に立ち上げられ，「ゆっくりじっくり，しかし確実に」をモットーとして，スタッフの接遇力の向上に貢献しています。

　「ハピおも」には，かねてより患者さんからあるリクエストが届いていました。それは，「患者と接するときに仏頂面のスタッフがいるので，改善してほしい」というもの。それを受けて，「患者さんと接するときは，皆，もっと笑顔になれたらいいなあ」という話になりました。

　このとき，「笑顔の少ないスタッフに直接注意する」のも一つの方法でしょうが，それでは本人はもちろん，注意する委員の側もハッピーではなくなってしまいます。そこで委員たちは，「笑顔が素敵なスタッフを表彰して，『笑顔ってやっぱりいいよね〜』と，大勢のスタッフに気づいてもらおう！」と，「スマイル総選挙」を企画。投票権は，患者さんはもとより，スタッフにも与えられ，各々が，笑顔が素敵だと思うスタッフ3人に投票しました（**写真6**）。

　試みは大成功。患者さんからは，「あなたに入れるよ！」「こんな取り組みをする病院だから好き」「皆，素敵で選べないから，『全員』って書くわ」などの嬉しい反応がたくさん。「発表はいつなの？」などと，スタッフからの問い合わせも多く，楽しい雰囲気になってきました。

　中でも，委員が一番感動したのは，機能障害がある患者さんが震える手で書いてくださった投票用紙を開けたとき。ようやく名前が読み取れるくらいの，にじんで曲がった文字に，「手が不自由な患者さんまで，一所懸命，投票してくださったんだ……」と，委員全員の目頭が熱くなりました。

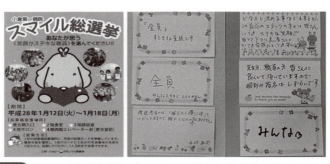

写真6　「スマイル総選挙」ポスターと，投票で寄せられたメッセージ

開票作業は，朝から夕方までかかりましたが，委員たちは1日中，ニコニコと楽しく集計することができました。なぜなら，開票は，患者さんからの「クレーム」ではなく，「嬉しい言葉」を読み解く作業だからです。

よく，患者さん用の意見箱を設置してクレームを受け付け，「こんなふうに改善しました」と掲示している病院がありますが，正直なところ，クレームを読んでいるときも，対応しているときも，なかなかハッピーではいられないのではないかと思います。

委員たちは，この企画を通して，「患者さんにアンケートを依頼するときは，フレームが大切なんだ」と気がつきました。ここで言う「フレーム」とは，「笑顔の素敵なスタッフを教えてください。できれば理由も」とお願いしたことです。

後日，委員の間で，「これが，もし，『接遇のよくないスタッフを教えてください。できれば理由も』というアンケートだったら，どうなっていたんでしょうね」という話が出て，皆でゾッとしたのを覚えています。

「ハピおも」では，笑顔が少ない人をよくないと二元論で決めつけるのではなく，「その人は，何があったら笑顔になれるだろう？」と考え続け，「スマイル総選挙」を企画しました。

人や現状を否定的にとらえず，「何があったら改善できるだろう？」と考えていく。この発想こそ，「コーチングマインド」です。接遇のよくないスタッフを呼び出して注意するのも一つの方法ですが，「笑顔でよい接遇を心がけているといいことがある」と思える方が，楽しいし，笑顔を作りやすい。照れ屋な人も，ツンデレな人も，「総選挙だし……」と，場の雰囲気に乗ることができる，素晴らしい企画だと思います。

そして，実はもう一つ，この企画を成功に導いたものがありました。

委員会がこの総選挙開催を理事長の中村秀敏先生に提案したとき，中村先生からは，「おおっ！　それはすごくいいですね。ぜひ，やりましょう！」とすぐにOKが出ました。さらに，「じゃあ，私からは豪華賞品を用意して，皆さんをバックアップしますよ！」と熱いエールまで。最強のバックアップを得たことで，委員のやる気はぐんぐん上昇し，この，初の大イベントは大成功に終わったのです。そして終了後，委員たちには，中村先生より「ねぎらいの言葉」とともに，「さらなるホスピタリティ向上のために」と，3日間の屋久島研修をプレゼントされたのです。こうなっては，接遇力をさらにアップさせるしかないですね。

こんなふうに，何かのイベントや行事などに賞品を用意したり，ゴールを達成したときに自分に与えるご褒美を考えたりすることは，コーチングの大切な手法でもあります。節目節目でこうした「楽しみ」を計画しておくことで，目標達成率とチームワークは格段に高まります。大きな事業をやっての

---

key word 🔒
フレーム

point 📍
「何があったら改善できるか」を考えることが，コーチングマインド。

point 📍
節目ごとに「楽しみ」や「ご褒美」を用意する。

ける経営者や，金メダルを獲得するようなオリンピック選手も，モチベーションを維持するために，定期的に楽しみを盛り込みながら，行動計画や練習計画を立てていると言います。

そして2回目の総選挙は，「縁の下の力持ち総選挙」というタイトルで行いました。「スマイル」だけをタイトルにすると，たくさん投票される人が固定化してしまうのではないかと考えたからです。

3回目のタイトルは，「すてきな医療人総選挙」。看護助手や調剤，調理，ボランティアといった方々も「主役」になる企画に進化しています。

高い目標を達成する際には，「よく働き，よく遊ぶ」ことがとても有効なのですが，コーチングマインドが醸成されていない「スポ根」気質の日本では，自分やチームにご褒美を与えることに抵抗を感じる人もいます。実にもったいない話です。

読者の皆さんには，こんなふうにうまく行っているチームや，高い目標を達成している組織が行っている「よいパターン」をぜひモデリング（まね）して，皆さん自身がハッピーになっていただけたら幸いです。

こんなシーンで！
―医療現場でのコーチングテクニック活用例―

	リフレーム
scene	脳梗塞の後遺症で脳血管性認知症を発症した患者さん。認知症を受け入れられず，「誤診だ」と怒りあらわな家族に対応する

　相談員として施設入所の相談を受けている中で，このような場面に出会うことがあります。そんなときには，「お父様は，以前に比べて感情の波が大きくなったり，話の内容が突然飛躍したり，同じことでもできる日とできない日の差が大きかったりしませんか」と問いかけると，多くの場合，「そう言えば，普通に会話していると思ったら突然怒り出すことがあったり，調子の波も大きい気がします」と返答があります。

　そこで，脳血管性認知症の特徴（病気によって障害された脳の部分と，以前のまま残っている部分があるため，できないこともある一方で，判断力や記憶は比較的保たれていることも多い）について説明。「認知症には数種類あって，マスコミなどでよく取り上げられているような，程度の重いアルツハイマー型のほかに，脳梗塞や脳出血後に出やすいものなどがあるんですよ」と話すと，たいていは，「脳血管性の方なんですか」と受け入れてくださいます。

　脳血管性認知症の認知度はまだ低く，一般的には，「認知症＝アルツハイマー型の周辺症状（性格変化，顕著な物忘れ，徘徊，妄想）＝だんだんひどくなる」というイメージが強いため，いきなりご家族に「お父様は認知症です」と言うだけでは，拒絶が起こります。

　こんなときは，上記のようなかかわり，つまり，コーチングテクニックの「リフレーム」が有効です。「認知症＝アルツハイマー型」という相手の先入観を，「認知症≠アルツハイマー型」と，とらえ方を変えるお手伝いをするテクニックです。

　それにはまずこちら側が，「疾患を受け入れられない家族」という先入観を手放す（リフレーム）こと。ご家族が疾患名にどんな先入観を持っていらっしゃるかを敏感に察知し，心情を受け止めながら優しくリフレームできることは，専門職の技の一つではないかと私は思っています。参考にしていただけたら幸いです。

（愛育会 介護老人保健施設 清らかの里 地域医療連携室・安齋景子）

座談会 「コーチングマインド」で組織が変わる！

出席者（写真左から／敬称略）
中村秀敏　医療法人 真鶴会 小倉第一病院理事長・院長
阪井和男　明治大学法学部教授・理学博士
角南洋子　特定医療法人 竜操整形 竜操整形外科病院理事
竹川勝治　医療法人社団 愛育会理事長・医学博士

司会
奥山美奈　TNサクセスコーチング（株）代表取締役／本書著者

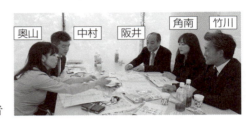

　角南先生，竹川先生，中村先生の施設では，施設が患者さんにとってもスタッフにとっても，より魅力的な場所となるよう，ユニークな取り組みを実践されています。具体的な内容は，❸でご紹介したとおりで，いずれも，本書著者によるコーチングトレーニングを受けたスタッフが中心となって企画・運営を担っており，素晴らしい成果をあげています。

　本座談会では，先生方に，こうした取り組みを通して，スタッフがどう変化してきたか，施設全体にはどのような波及効果が見られるのか，そして，経営者としてどうご覧になっているかについて，おうかがいしました。

　さらに，組織のイノベーションを専門とされる阪井先生に，これらの取り組みが成功しているポイントを分析し，優れたチーム作り，魅力的な組織作りのコツを読み解いていただきました。

（2018年4月13日，於：日本看護協会出版会会議室）

奥山　今日は，私が教育支援でかかわらせていただいている施設において，経営的立場にいらっしゃる先生方にお集まりいただきました。

　先生方の施設のスタッフに対して，コーチングをはじめとする各種研修やトレーニングを，また，そうしたトレーニングを受けた方々を中心に，"MBP"（竜操整形外科病院），"MVP"（愛育会），「ハッピーおもいやり委員会」（小倉第一病院）といったプロジェクトチームを一緒に立ち上げて，「チームで動く」ことを促進するためのサポートをしてきました。

　「チームで動く」には，まずは個々の人たちの物の見方が前向きであることが必要です。

　たいていの場合，「皆でこんなことをやろうよ」という意見が出ても，「えー，でも，そんなことやったら，誰かから何か言われるんじゃない？」ということになり，実現を見ないままになってしまうものです。

　そのため，コーチングのトレーニングを受け，「コーチングマインド」，つまり，前向きに物事をとらえる思考が身についた方々を中心にチームを組むことが大事だと考え，それらの方々とプロジェクトチームを作り，さまざまな取り組みをご提案しているしだいです。先生方には，そんなプロジェクトチームの面々の様子を間近でどうご覧になっているか，個々のスタッフ，また，施設全体がどう変わりつつあるのか，そして，今後にどのような期待を寄せていらっしゃるか，おうかがいしたいと思います。

　まずは，角南先生，MBPの取り組みは，いかがでしょうか。

角南　竜操整形外科病院では，MBP――「魅力（M）ある病院（B）づくりプロジェクト（P）」という名

前で，「オープンハート」「信頼」「エンジョイ」「クリエイティブ」「チャレンジ」の５つを「**チームの共有する価値観**」として奥山先生に引き出してもらって，活動しています。

奥山 チームの価値観は，とても長い時間——２時間くらいかけて，ああでもない，こうでもないと言いながら決めていきます。後から絶対に変えないこと，その場で意見を出さなければもう吸い取らないことにしています。どこの施設でも大体，「エンジョイ」は入りますね。

角南 病院のキャラクターを職員から公募し，この「りゅうくん」に決まり，まずはLINEのスタンプを作りました（**写真5**参照）。ほかにもいろいろとグッズを作っていこうとしているところで，アイディアがあがっています。応援していきたいと思っています。

奥山 小倉第一病院の「ハッピーちゃん」（後述）に追いつけ，追い越せで（笑）。

角南 はい（笑）。それから，学校訪問などのときに使う職員募集案内のパンフレット作成に関しても，MBPに中心となってもらって取り組みました。「見学したい」「応募しようかな」と思ってもらえるようなものができたと思っています。また，「奥山先生のコーチングもやっています」というのも，PRポイントです。

奥山 たくさんの意見を出し合って，一度は「これでいいかな」とまとまりかけても，「いや，やっぱりこういうのも入れた方がいいよね」って，さらに議論して。いいものを作ろうとして，かなりの時間をかけていましたよね。

学生向けの講演などで，竜操整形さんのある岡山に行く機会が重なったので，せっかくだからとMBPのメンバーをお借りして，コーチングのデモンストレーションに協力してもらいました。最近，MBPに実習指導者さんが入ったので，彼女にも来てもらい，「こんなときにはどうほめるのか」を話してもらったり。また，なるべくそこの卒業生を連れて行ったりするようにしていたんですよ。功を奏したのか，何件か問い合わせがあったんですよね。

角南 すでに数名の新卒者が入社しています。

奥山 大変珍しいことなのですが，師長さんたちがMBPの活動に理解を示してくださっているし，熱心ですよね。

角南 はい。管理職が中堅職員に声をかけ，奥山先生とともに学校や看護協会などに赴くことも。コーチングの風土がある病院だということをアピールする機会にもなり，「入社したいな」と思ってもらえればと期待しています。

岡山県は看護学校数がとても多く，大学，専門学校合わせて20校ぐらいあるんです。ところが，総合病院志向の学生が多く，当院は整形外科単科の病院なので，新卒看護師の応募が少ないです。

奥山 私がかかわり始めたころは，教えるのが大変なので，新卒はあまり採用したくないという雰囲気がありましたが，最近は，いかがでしょう。

角南 今年は２人，入社しました。

竹川 新卒が入るって大切ですよね。組織が活性化されますからね。

奥山 教育に力を入れようという動きが見受けられますし，**職員満足度調査**で正味の推奨度（ネットプロモータースコア；NPS）も計っていらっしゃいます。この２年間くらいで徐々に，よい点についての声も，改善を求める声も，上がるようになったように思います。NPSの「自分の勤務する病院を患者さんにどれくらいすすめるか」というスコアは，（「0」〜「10」の11段階で）「8」とハイレベルでしたね。

角南 そうですね，この２年間ほどで，組織は大きくステップアップしたと思っています。

奥山 本当にそうですね。ちなみにこのNPS，小倉第一病院さんも患者さんに調査して高得点，愛育会さんも協和メディカルセンター健診部で調査して高得点です。

ただ，やはり，教える側は大変です。言い方は悪いですが，新卒者って，半年くらいは使い物にならないわけですから。注射の１本も打てないし，事故を起こさないようにぴったりくっついて見守っていなければならない。OJT（on the job training；職場内研修）をする人材を１人とられ

てしまうんです。人を一杯入れさえすればいいと上の人たちは思っているかもしれませんが、現場ではそうはいかないんですよね。

そういうところも、少しずつ改善できるといいなと思っています。

では続きまして、竹川先生におうかがいしましょう。竜操整形さんはMBPですが、先生のところはMVPですね。

竹川　MVP――「病院の魅力・価値を高めるプロジェクト」は、「やりたい」という人たちが自発的に集まり、始まったものです。

愛育会では、「『ありがとう！　うれしかったね！　よかったね！』の医療・介護・福祉を目指します」ということを理念として掲げています。「ありがとう」とは、「有ることが難しい」ことだからこそ、実現できたときの感謝の気持ちを忘れてはならないという意味で、「うれしかったね」と言えるのは、皆で共有してそれがいい結果になっていくからこそですし、「よかったね」と言えるのは、結果的によかったと認識し合えるからこそ。MVPのあり方は、これを体現しているのではないでしょうか。

冒頭で奥山先生から、「**チームで動く**」というお話が出ましたが、チームであるためには、リーダー、**リードしていく存在が必要**です。施設をよくするためにはどうしたらいいかと検討する中で、手が挙がり、MVPが作られていきました。施設見学会も、彼らから出た企画です。

当院は東京都江東区にありますが、東京都は、交通手段が充実しているので、患者さんは結構遠いところからも通って来られます。必ずしも、地域にある病院に行くとは限らない。しかし、やはり私たちは地域の病院だという意識があるし、地域包括ケアということを考えると、職員も地域の者であるべきではないかと。そうして企画されたのが、「**施設見学会**」です。地域の人に施設をオープンにし、誰でも入って中の様子を見ることができるようにする。職員に質問をしたり、コンサートを楽しんだりしながら、利用や就労を検討していただくのです。

社会は高齢化が進んでいますが、肉体的には、昔の高齢者に比べて、少なくとも15歳くらい若返っているのではないのかなと思っています。昔は55歳定年で、私も今、55歳なのですが、そういう感覚はありません。55＋15＝70歳くらいまでは十分働けそうですし、実際、施設見学会に参加して、「ぜひ、ここで働いてみたい」と履歴書を持って来た人がいたのですが、なんと、78歳。びっくりしましたが、**何歳であっても、やる気と若さと気力があれば働けます**。きちんと教育はした上で、仕事をしてもらう予定です。

阪井　職種は何を？

竹川　ヘルパー的なことをやってもらいます。うちは、病院もありますが、介護施設や特養の方がベッド数が多く、介護面でのニーズが高いのです。

奥山　愛育会さんには、介護スタッフに、外国出身と思われる人が増えてきているとお見受けしています。

竹川　地域の特徴として、永住している外国人が多いことがあげられます。日本人と結婚しているフィリピンや中国出身の人も多いですね。日本語は話せるけれども、書けないこともあり、そのような人たちに、日本でどのように働いていただければよいかということが問われます。ずいぶん前から、ピクトグラムを使って、患者さんの状況などを図で示しながら、**外国の人にも働きやすい環境作りをしよう**と努めてきました。現在、10名超の外国人スタッフが働いています。

奥山　「ママ友」さん同士の紹介で入って来るスタッフも多いですよね。新しいスタッフを紹介すると、紹介者には、手当がつくという、「いいこと」があるのだとか。紹介したらそのときだけいくらもらえる、というところは結構ありますが、そうではなくて、入職時、半年後・1年後（当該スタッフが就業を継続している場合）に、紹介者に手当が支払われる。これは、いい仕組みだと思うんですよね。紹介した人が辞めてしまうと、もらえなくなるわけですから、紹介した側はずっと相手の面倒を見るでしょうし。アットホームな雰

囲気になるし，すごくいいなと思います。

　そしてこれも MVP から提案されたことなのですが，現時点では，いろいろな国の出身者を採用するのではなく，フィリピン出身の人の採用を伸ばしていこうとしていらっしゃるんですよね。

竹川　フィリピンの人は，根本的に優しいですね。

奥山　出身国ごとにいろいろな価値観がありますが，フィリピンの人と日本の人は，介護の面では非常によく協力できるようです。

　ただ，先ほど先生がおっしゃったように，言葉の問題があったりするので，フィリピン人の雇用に詳しい外部講師を MVP にお招きして，どのような育成の方法がよいのかといったことを教えていただきました。わからない言葉を書き出してもらうとよいとのことだったので，「褥瘡」とか「嚥下」とか，「何となくわかるけれど，説明できない言葉」をあげてもらいました。これらがなぜわからなくなるかというと，日本人が「ごっくんって飲むこと」だよというように，本人の解釈を入れて説明すると，一人一人異なってしまい，結局はわからなくなるのだそうです。「嚥下」なら「嚥下」と，日本語の正式な専門用語で，フィリピンの方本人の解釈で覚えてもらう方がよいとのことでした。

　そのような，フィリピンの人たちがわかりにくいと感じている医療用語が 600 語くらい出ているので，日本語教室みたいなのをやろうかという話も出ています。すでにスタッフとして働いている人たちのほかに，その人たちのフィリピン人「ママ友」で，介護の仕事に興味のある人がいたら，その人たちも招いて一緒に勉強すれば，新たな採用につながるのではないか。そんなプランが出て来て，着手し始めているところなんです。

竹川　その「用語辞典」みたいなのも，価値がありますよね。

奥山　ありますよね。本当に，こういう，**現場から出て来ること**――「事件は現場で起こっていますからね！」――って，私もとても勉強になるんですよ。フィリピンの人たちも喜んでこの取り組みに参加してくれていますね。

　先ほどの，竜操整形さんの MBP のお話の中にも出ましたが，ここでも「**チームの価値観**」を作って，それに基づいて動くことを大事にしています。

　あるとき，改めて，「フィリピンの人たちが大事にしている価値観とは何なのか」という話になったのですが，何か親和性があるのは，自分たちと似通ったところがあるからではないかということになり，日本語とタガログ語（＋英語）で「価値観の並べ替え」を皆でやってみました。すると，両者ともに，「楽しさ」とか「優しさ」を上位にあげる人が多かった。だから，一緒に仕事をしていけるのだということがわかりました。

　また，介護の仕事において，フィリピンの人の方が向いていると思うこと（特性）と，日本の人の方が向いていると思うことをそれぞれ書き出してもらって比べてみました。すると，フィリピンの人については，「おはよう」――ポンポン，と肩を叩いたりというように，ボディタッチを恥ずかしがらずにできる，そういうところがいいよね，向いているよね，という話になり，MVP メンバーとフィリピン人スタッフがまたさらに深くつながることができたように感じました。

　今後，病院の中に外国人スタッフは，どんどん増えていくはずです。愛育会ではすでに 10 人以上も働いているのですから，もうパイオニア的存在ですよね。

　さて，施設見学会に話を戻しますが，先ほどの 78 歳の方のように，これをきっかけに就労，あるいは，入所・デイサービスの利用を決めた方もいらっしゃいます。2017 年度から 2018 年度の 2 年間で，入所，入職が各 2 名。入所者がお 1 人増えることで年間 360 万円の収入増につながります。大いに評価できる成果ですね。

竹川　施設の中を見ていただいておくことで，**災害時などに身を寄せる場所としても使いやすくな**るのではないでしょうか。熊本地震のときだったか……1 人暮らしのお年寄りが，1 人で部屋に残っているのが怖くて，どこかに身を寄せたい，しかし，どこにも行く当てはなく，施設くらいし

か思い当たらなかったという話を聞きました。病院は，そういうときに来る人を受け入れてはならないのですが，うちは施設と病院が合築しているので，可能と考えています。非常時には，フロアをオープンにしようと考えています。

奥山 第1回のときには，「人が全然来なかったらどうしよう」って皆，前の日には眠れないぐらい緊張していましたね。でも，回を重ねるごとに，介護教室や体験コーナー，施設で出しているメニューの試食会など，スタッフが「これもやってみよう」と，自発的にアイディアを出して来て，充実したものになって，参加者も増えてきています。感心しています。

　ただ，何かいいことをやろうってチームで決めて，こうしようかとなったとき，残念ながら**スタッフの中から反対勢力って絶対出て来るんで**すよね。1/5くらいはいますね。でも，コーチング力の高いプロジェクトメンバーは，それでへこたれないから素晴らしいなと思うわけです。

竹川 実は15年ほど前，トップダウン，つまり，私の方から「やりましょう」と声をかける形で，夏祭りを開催したことがあります。舞台を作って，向島の芸者さんを呼んで踊っていただき，屋台も出して。ところが，夕暮れ時とは言え，夏に屋外でやるものですから，スタッフには，「脱水症状を起こす人が出るのでは」というおそれが終始あったようで，「あれを毎年続けていたら，大変なことになりますよ」ということで，5回くらいで終わってしまいました。やはり，どちらかと言うとボトムアップで作られていくものの方が，**根付いていく**のかなと思います。

奥山 自分たちの自発的な意見が形になって……という方が，盛り上がるのかもしれませんね。

竹川 また，夏祭りにはかなりお金がかかりましたが，その点，こちらはほとんどかからない。とても助かります（笑）。

奥山 ミュージシャンの方々なども，皆さん，ボランティアで来てくださいますからね。

竹川 結構，私が知らないうちに行われていたりすることもあって，Facebookを見て初めて，「あ

れ，こんなこと，やってたんだ」って知ることも。

　Facebookと言えば，職員募集がここを通じてずいぶん来るようになりました。つまり，「**生きているFacebook**」になってきたのでしょうね。以前は，「うちではこういうことをやっています」と，写真と文章で紹介するだけでしたが，ライブ中継のように更新されていると，ここは動いているんだなとわかるのでしょうね。

奥山 竹川先生は，FacebookもYouTubeも何でもやらせてくださるので，プロジェクトメンバー皆，のびのびとしていますね。メンバーからのご報告が滞りがちなのは，先生もお忙しいから……と，Facebookを見ていただくことで代替しようとしているのかもしれません。ただ，そういうコミュニケーションのとり方でよいのかについては，少し検討する必要もありますね。

　それでは続きまして，中村先生。さまざまな取り組みをしていらっしゃいますが，何からお話しいただきましょうか。

中村 奥山先生にはずいぶん長く，2010年からお世話になっていますね。管理職のコーチング研修に始まり，リーダー，新人，プリセプター，新管理職，実習指導者，事務職など，さまざまな研修をしていただいています。

　小倉第一病院は透析の専門病院なので，専門性に関しては，しっかりした研修カリキュラムがあったのですが，コミュニケーションの部分が不足していまして。また，新人の研修カリキュラムはしっかりしていたのですが，その先，つまり，プリセプター，リーダー，管理職となると，何もなかった。奥山先生に入っていただいたことで，教育体制が体系化できてきました。研修以外でも，さまざまなヒントをいただいており，私たちの取り組みにつながっています。

　たとえば，院外勉強会への参加者が少ないことに，私は少し不満に思っていました。そこで，新管理職研修のときに投げかけたところ，「**スタンプラリー**」のアイディアが出たんです。

奥山 先生はかねてから，「**自ら学習する組織にし**

たい」とおっしゃっていましたものね。

中村 「勉強会に行ったらスタンプを1個」というように，ゲーム感覚でやるなら，皆，楽しみながら頑張るんじゃないかと言うんですよね。スタンプや台紙のデザインも皆で案を出し合って作りました。3年目になりますが，先日行われた，北九州地域の腎臓専門の勉強会には，200名が集まったのですが，そのうち50名はうちの職員でした。透析関係の勉強会では，大体うちの病院が常に参加者数トップで，1/4，1/5くらいを占めるほどになりました。嬉しく思っています。

奥山 先生から降りて来た「自ら学習する組織に」という課題について，新管理職チームで2時間くらいじっくり話し合い，「じゃあ，どういうことをやっていこうか」と戦略を打っていったわけですね。「行かせられ感」満載の動員をしても面白くないよねということで，新しいことを作り出そうと。

中村 こういったノート――これも，うちの**オリジナルグッズ**なんです――の裏側にスタンプ台紙を貼って，スタンプを貯めていきます。1回の参加につき1～3個。私が重要だと認めた勉強会に参加したら，たくさんもらえます。

奥山 先生のバックアップがあるので，「何個貯まったらボーナス点」とか「景品と交換」，あるいは，「台紙○十枚分貯まったら韓国旅行」なんていうのがあってもいいよねって話も。

中村 まだそこまでには至っていませんが，10個貯めたら，うちの病院のキャラクター「ハッピーちゃん」（写真7）のストラップがもらえるとか，年末に上位2割は表彰することにしています。賞品は，商品券だったり，また，上位者には，その受賞者しかもらえないオリジナルグッズを作って渡すというのをしています。たとえばこれ，スワロフスキー製の「デコレーションハッピーちゃん」ストラップです。病院の中だけのステータスのような感じですが。

それから，立ち上げから奥山先生にご指導いただいた「**ハッピーおもいやり委員会**」。いわゆる接遇委員会に当たるものですが，接遇委員会っ

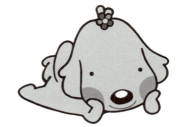

写真7　小倉第一病院のキャラクター「ハッピーちゃん」

て，学校の風紀委員みたいになりがちで，嫌われ役のようになって，委員自身の心が折れる，気持ちが下がることになりかねないんです。**楽しくできるといいよね**と，奥山先生からアドバイスをいただき開催したのが，「**スマイル総選挙**」です。ダメなところをダメって注意するよりも，いいところをほめることにしてはと，**目先を変えよう**という発想です。

奥山 その次にやったのが，「縁の下の力持ち総選挙」。

中村 テーマが同じだと，どうしてもいつも同じ人が上位に来ちゃってダメでしょうということで，テーマを変えて。

角南 患者さんからの投票もあるんですね。

中村 透析の病院なので，年間156回通院される方もいらっしゃいますからね。透析室のスタッフとか看護助手も選ばれたりします。

角南 「メンズ賞」まであるのだとか。

中村 でも，どんな投票でもやはり選ばれる人っていますね。

奥山 殿堂入り。

中村 それはそれで，「やっぱりそうなんだな」と改めて実感できたりして，盛り上がっています。先ほどのスタンプラリーの上位者も，この「総選挙」当選者も，**忘年会のときに皆の前で表彰しま**す。

奥山 先ほどお話しされたように，豪華な賞品がもらえるわけですね。でも，そうすると今度はもらえない人から文句が出て来たりするので，やはり工夫が必要になりますね。あの人やあの人にも光

が当たるようにするには，どういうテーマにすればいいだろう？……そんなふうにアイディアが一杯出て来るので，感心しています。実際，「縁の下の力持ち総選挙」では，外国人スタッフやお掃除の人にも票が入っていましたね。

中村 そうですね。お掃除の人は，もともとよく挨拶をしてくれていたのですが，表彰されてから，さらによく挨拶してくれるようになりました。こういうことがきっかけになって，またさらに頑張ろうと思ってもらえるなら，いいことですね。

奥山 表彰制度はいいですよね。委員たち自身の心が折れないようにする必要があるのですが，そこを先生がすごくバックアップしてくださっています。

　よく，患者さんからの声を受け付ける「意見箱」を置いている病院がありますよね。でも，開けてみると，悪いことばかり書いてあって，心が折れてしまう。その点，この「総選挙」の開票作業では，皆，すごくハッピーになるんです。「やっぱり，あの人いいよね」「あ，私の名前が！」なんて言い合ったり，「全員素敵で選べません」とか，手の不自由な患者さんが震える字で書いてくださっているのを見て感動したり。**焦点を当てるところを少し変えただけでハッピーになれるもの**なんですよね。

　そしてこの「縁の下の力持ち総選挙」は，愛育会でもまねしようという話になり，どのようにすればいいか，2病院のスタッフ同士でやり取りして，教わったのだそうです。

　そして，やはりどうしてもさまざまな反対の声が上がって来る中，継続していくためにはどうすればいいか。小倉第一病院の場合は，中村先生が表彰制度をはじめ，バックアップしてくださるので，それに甘えられるというところがあります。すごくいいですよね。

中村 いろいろな意見はあると思いますが，これは**うちの病院の価値観につながっている取り組み**なので，これに対してクレームをつける人は，価値観がずれて育ってきているということなのかなとも思います。「鈍感力」を発揮し，そういう

クレームは耳に入って来なかったことにして，続けていこうと考えています。

奥山 不思議なことに，若い人ではなく，何十年と勤めているような人からの方が，そういう声は出て来ますね。たぶん，表彰されることもないから，そういうふうにすることでしか目立てないのだろうって，委員の間では話しています。だから，そういう人たちを表彰できるようなテーマを考え出そうと。前向きに，いいことしていますよね。

中村 ずっと続いていけば，そういう声も上がらなくなってくるでしょうし，皆が「よかったね」って思えるような組織に育て上げていきたいものです。

奥山 ほかにも，100歳のお誕生日を迎えた患者さんをお祝いしたり……。

中村 病院の中で何かいいことがあったら，院内の情報共有システムで職員に回覧し，患者さんやご家族にOKをいただけたら，Facebookで公表もしています。

奥山 ここも先生の素晴らしいところだと思うのですが，患者さんを出すとなったら，たいてい，個人情報が云々……という話になりますよね。こういうとき，**先生ご自身が説得してくださるん**です。

中村 OKしてくれそうな患者さんにお願いしているんですけれども，言い方，やり方も関係がありますね。また，問い合わせてくる人もいますので，※印をつけて，「ご本人，ご家族のご了承を得ています」というようなことを必ず添えるようにしています。とても素敵な場面なのに，目隠しが入っていたりすると，少し残念な感じになってしまいますからね。

奥山 なんだか嘘臭くなっちゃいますよね。

竹川 オープンにすることのメリットはありますね。たとえば，職員への指導の仕方には個別性があります。オープンにすることによって，**指導している側も自分を律することができます**。自分はこういうふうに話しているのだと，相手の立場に立って感じることができる。すごく大切なこと

144　第4章　自分も燃えてチームも燃やす

と思います。

奥山 大事ですよね。竜操整形さんでは，管理者面談の様子を動画に撮ろう，ホームページにも載せたいという案が出ました。「うちでは管理者面談を録画しています，パワハラはありません」というPRに使って，クリーンなイメージで売っていこうと言うんですね。これがトップダウンで「撮りなさい」と言われるのであれば，文句が出るところですが，「残しておきたい」っていう**提案が自分たちから出る**のは，すごいことですね。

中村 いいですね。そういうアイディアが出る，「載せてください」っていう声が出るっていうのは素晴らしいですね。

奥山 また，竜操整形さんでFacebookを始めたときも，「自分の写真は絶対に撮らせない」と，強硬に反対する人たちがいました。この人たちをどうしようかとMBPで話し合って，コーチングの練習相手になってもらいながら，説得することになりました。

中村 **「嫌だ」と言っているのを「いいよ」に変える**コーチング。

奥山 「ペース＆リード」というテクニックです。"No"にペーシングするんです。「トライして」って言うと「嫌だ」となるので，「そうだよね，嫌だよね」というふうに"No"を否定せずにペースを合わせて，そして，「撮ると何が得られるか」を話す。これで，半分くらいの人を説得できたんですよ。それでも躊躇する人には，「りゅうくんのかぶりものを作って，それで出てもらって，病院の宣伝くらいはしてもらおうか」なんていう案も出ましたね。

中村 うちは入職式から新人研修から，私が自分で写真を撮りまくって全部アップしているから……。

奥山 それが当たり前になっているから，もう誰も嫌とは言わないんですね。

角南 「かぶりものを作りたい」って言っていたのは，それだったんですね（笑）。
当院も，「**意見が言える風土**」になってきているのだなと思います。自発性を促す，自主的に取り組むというのは，とても大事ですよね。そうしていれば，そんな風土ができていくのだなと，今，すごく実感しています。

中村 こういうことを，皆，**楽しくノリノリでやってくれている**のが嬉しいですよね。
「私の知らないところで進んじゃっている」ところは，竹川先生のところとの共通点かな。
でも，昨今の「働き方改革」のこともあるので，残ってまで，家に持ち帰ってまでしないように，という点を強化しています。

竹川 「働き方改革」と言えば，経営者視点での「**働かせ方改革**」，さらには，「**働きたい方改革**」という表現もあります（笑）。「**働きたい人が集まろう**」というのが，やはり理想的だし，MVPの精神にも通じると思います。**そういう職場を作る**ことが大事ですね。

中村 素晴らしい。発想の転換ですよね。

奥山 そして，たとえ反対勢力がいてもめげないチームを作っていくこと。そのためにも，「チームの価値観」を持つことがやはり必要だと思っています。こういったことをお伝えしながら，**チームコーチング**をさせてもらっています。
本文でも触れていますが，「**チーム**」と「**グループ**」は異なります。
「グループ」とは，単に偶然，そこで一緒に働くようになった人たち。代表的なのは，PTAなど。メンバーが5人だったら，5以上の仕事にはなりません。1人でものすごく仕事をする「スタープレイヤー」のような人が存在するのもグループ。メンバーの限界を超えないことと身体的に一緒にいることを強要し，ゴールの焦点が明確でないということも言われています。価値観の多様性を認めず，「皆，こうだよね，そう思うでしょ！」と言うような。「いろいろな考え方があってはならない」というのがグループです。
一方，「**チーム**」は**少数精鋭**。5人でも100や1,000の仕事ができるという**相乗効果**（シナジー効果）が生まれます。また，発達段階を経る，スタープレイヤーがいなくて，それぞれが，サッカーで言えば「ゴールを取りに行く」ことができ

るというのも特徴です。**価値観の多様性を認め，共通した価値観とゴールを持ちながら，個人の限界を超えていく**わけです。また，身体的な近さは，必ずしも重要ではありません。誰かが会議にどうしても出られないというときなども，責めたりせずに，その人は自分の場所で頑張っているんだろう，今いる人たちで頑張ろう，と。

この「発達段階」というのはどういうことかと言いますと……。

チームには，「**ストーミング**」（storming）が起こります。言い合ったり，ちょっと仲が悪くなったりといったことです。自分の意見に同調してくれる人ばかりとは限りませんからね。海外だと，反対意見が出ないときには結論を出さないという文化もあるようですが，日本人は，「？」と思っても，ほかの人たちが賛成すれば，同調するようなところがあります。はみ出し者になることから逃げるような。

そこで，私の行っているトレーニングでは，わざと反対意見が出て来るように話を持って行ったり，各自の価値観が表に出て戦うような仕掛けをしたりして，ストーミングができるような状態を作って，成熟してもらうということも行っています。

「あそこまで言うとあの人は怒る」というように，より互いに知り合うという段階（ノーミング；norming）がチームには必要で，これを経るとパフォーマンスが上がっていき，「**パフォーミング**」（performing）という段階に入って行きます。

互いのことをよく知っていれば，役割分担もスムーズ。全員が自分の役割をちゃんと担えて，ディスカッションもできるようになり，ブラッシュアップされていきます。

何か意見を出しても，注意されたり，圧力をかけられたりしないという**安心感**が必要で，時間がない中でもいろいろなことが決まって動いていくのがチームです。

「**自分たちはチームなの？　グループなの？**」と，常に向き合うようにもしてもらっていますね。

そして，このようなトレーニングをさせていただいた方々を中心に，プロジェクトチームを組み，これまでご紹介したような活動を進めているわけなのですが，阪井先生，これらがうまく行っている要因は何でしょうか。

阪井　まず，**放っておいても知恵と工夫がなされる**という状態ができている。そのような場作りが成功していますね。その，場作りが成功している結果として，嬉しい想定外のハプニングが連鎖しているわけです。

では，そういう「場」って一体どうやって作ればいいのかと言うと，かなり難しい。「ダイバーシティ」という言葉がありますが，病院長も含め，皆さんそれぞれパーソナリティは別々，得意なことや強みもバラバラです。そうした人たちが皆，同時に力を出そうとしても，方向性がバラバラなものですから，合力はゼロ。では，どうすれば各自の力を潰さず活かせるか，つまり，どうすればダイバーシティを持った者が，チームや組織全体としての力を出せるかという話です。

先ほど，中村先生が「自ら学習する組織にしたい」とおっしゃいましたが，デービッド・コルブという人の説いた「経験学習」という理論があります。簡単に言うと，こうすればいいかもと考えてやってみる。その結果を振り返って現状をきちんと知り，意味を考え，それを自分の持論とし，その持論に基づいて行動せよということです。現状を知るというのは，大変難しい。経験して知っているつもりになっていても，実は印象だけで判断しているのであって，具体的な個々の事実はほとんど意識になく，情報としてほとんど使われていない。そのときに動いた感情をベースに後知恵でストーリーを作ってしまっている。そのストーリーは，各自，全部違うわけです。つまり，**違うストーリーの中に生きている個人の集まりが組織**なのです。

これをどのようにうまく統合するか。現状を知るための1つの方法として，とにかく表に出して皆に見えるようにする。表彰式をするとか，見学

会を開催するとか，面談の様子を動画に撮って皆に見えるようにするとか。それぞれ違う認識を持ち，違うストーリーで生きているけれども，一緒にそれを見たり確認したりする機会ができます。「共同注視」と言いますが，こうして一緒に見て，同時にそのことを味わう，そういう機会をきちんと作るのです。そういう場さえあれば，全体が非常にうまくまとまります。

　組織の中にある嫌な感情や嫌な面も一杯見えてきますが，人間は，ポジティブな情報よりもネガティブな情報の方にすぐ注目するようにできているので，これは当然のことです。しかし，状況が変わってしまえば，ネガティブな情報は消えてしまいますから，そこに焦点化して解決しようとは思わないことです。

　MBP のチームの価値観に「エンジョイ」というのが入っていましたが，「楽しさ」というのはものすごく重要なキーワードです。何かワクワクする，つまり，未来に期待や希望を持っているということですよね。今，抱えている「ゴチャゴチャ」を，その場で解決するのではなくて，未来に預けてしまうのです。「未来できっとうまく行く！」と。

　そういうのが制度的には非常にうまく設計できているのが，かつて日本で主流だった終身雇用。しかも，2〜3 年ごとに配置転換するでしょう。どんな嫌な上司がいても，2〜3 年がまんすればいなくなるというのがわかっている。だから耐えられる。未来に寄りかかって生きていけるし，それによって今の軋轢を解消できる。これを未来傾斜原理として理論化したのが，経営学者の高橋伸夫氏です。

　それから，今はそれぞれバラバラの方向を向いた皆さんの，それぞれの強みに焦点を当ててほめ，互いに感謝し——愛育会の理念にも「ありがとう！」が入っていますよね——，全体として未来に向かえるようにするということが，できているんですね。

　人が集まればいざこざも当然起こる。しかし，その中にあっても，相手の大事なものをきちんととらえてあげるということ。そういったことが，全体として，大きな価値観として共有できているという点が，3 施設に共通して見受けられます。非常に興味深いですね。

奥山　いいですね。私も，3 施設の皆さんとかかわっていく中で，彼らが「チーム」になっていっているなと感じています。最初は，互いに注意し合うことさえなかなかできなかったのですが，今では皆，本音を言えるようになり，時には，誰かと誰かがけんかをしているなんていうこともあります。

阪井　やはり，けんかやいざこざは必ずありますね。

奥山　それでいいんじゃないかと思います。

阪井　いいと思います。それを解決する必要は，私はないと思うんですね。決定的な分離とか決定的な不信感にさえならなければ，それを抱えているのが正常な組織だと思っています。

奥山　それから，特にプロジェクトチームの立ち上げ初期のころには，たとえば，「ムードが嫌」などと言って抜けて行く人も出たりして，メンバーチェンジが起こることも少なくないように思います。でも，これもまた，それでいいのかなと思います。

阪井　そう思います。そうやってだんだんと，「場」というものができてくるわけですから。

奥山　だからこそ，「ストーミング」はあった方がいいと思うんです。「同じ傷を持った仲間同士」というように，絆が強化されるような感じがして。

阪井　人間は，挑戦しなくなったとたん，学習しなくなります。しかし，挑戦させるために「やらせる」のはダメ。ワクワクしながら自ら面白がって挑戦する場を作るんです。ただし，何か 1 つ成功したからといって，それをずっと続けていたら，ワクワクしなくなってしまうので，これまたダメなんですよね。これは，チクセントミハイのフロー理論の考え方です。だから，いったん中断して，また時々やってみるというのも，とてもいい方法ですよ。

奥山　ずっとやり続けていると，だれてきますからね。

竹川　先ほどもお話ししました愛育会の理念にも，それに通じるものがあるのです。「ありがとう！」＝最初から有ることは難しい，けれども，「うれしかったね！」＝共感して，そして，「よかったね！」＝「『実は』，よかったね」，つまり，「最後はなるようになるよ」。そんなメッセージも込められているのです。どんなに頑張っても無理なことは無理だけど，なるようになるんだよ，と。

　また，私は病院経営者が学ぶための会として，毎週金曜日の朝6時半に都内のホテルで「早朝勉強会」の代表をしていたのですが，「学び，考え，感じ取りを行う」ということをテーマとしたことがあります。時代，背景，人の感情，まわりの状況，……そういったことを感じ取らなければ行うことができない場合があります。いくら学んでも，**学ぶだけではダメ。感じる力がないとダメ**なのです。

阪井　何か知識を得ることが「学び」だと勘違いされがちですが，学びというのは，自分が働きかけた環境から情報が戻って来て初めて発生します。いくら知識を豊富にして体系を頭の中に入れても，それだけでは意味がない。それらをもとにどのように働きかけて，どのようなことが返って来て……という**生きた情報のやり取りが基本**になります。「感じ取る」ことができなければ，その出発点にも立てません。

竹川　そのとおりだと思います。

奥山　先ほど，ストーミングを通してチームの絆が強まるというお話をしましたが，感じ取りながら学び合うことによって，絆はさらに形成されていくわけですね。これも先ほどから話題になっていますが，何かいいことをしようとすると反対勢力が出て来ます。でも，チームの絆が強ければ，結束して立ち向かうこともできるのではないでしょうか。

　とは言っても，本当にへこたれてしまったときには，阪井先生，どうすればいいのでしょう。へこたれてしまうこともありますよね。

阪井　イノベーション（革新）が成功するには，い

くつかのパターンがあることが知られています。まず，暗黙知が共有できている小さなグループがあって，そこから盛り上がっていくということが必要になります。しかし，それだけでは絶対に失敗するので，**意思決定者がいて，きちんと支えること**が必要です。病院長や理事長といった立場の人に，そういう意識改革が求められます。

　たとえば，今でこそ，広く普及している白色LEDですが，これは，2014年にノーベル物理化学賞を受賞した青色LEDの開発がなければ実現しませんでした。青色LEDの発明者・中村修二先生は，徳島県の日亜化学工業在籍時，「私はこういう研究をしたいので，5億円，用立ててください」と社長に申し出た。まわりからは反対され，理解が得られない中，社長だけが支え続けてくれたのだそうです。**価値観を共有し，お互いに何も言わなくても**，「彼はこういう研究をしていて，こういう意味があるのだ」と社長は理解していたのですね。そういう近さ，理解することが，チームでは重要だと思います。

奥山　先生方には，ぜひそのようなよき後ろ盾となっていただきたいですね。それから，とにかく「すごく楽しい！」っていうのが，どのチームにも見受けられるんです。チームのメンバーでいるのが楽しい，メンバーとしゃべりたい。だから，誰からともなく，「皆で食事に行こうよ」なんて話にも自然となるんです。**「その場が楽しい」っていうのが，すべてのスタート**になるのではないでしょうか。

　そんな雰囲気の中から，やる気が湧いて来るのかもしれません。稟議に上がらずに，突然出て来る提案って，ありますよね。そういう，正規のルートに載っていないものって，モチベーションが高いみたいです。

竹川　そうですね。組織図の流れの中で，思いがけないところから出て来たり，5年くらい前に消えたはずのものがまた出て来たりして，「何で今ごろ？」と言うこともあります。

　あるいは，独断で理事長室に直訴しに来て，問題になる，というようなことも。組織って，とん

148　第4章　自分も燃えてチームも燃やす

でもないことが起こりますね。だから，気をつけて作っていかないと。

中村先生のところの雰囲気，すごくいいですよね。**先生自らが水戸黄門のように出て行って**——最初から正体バレバレの水戸黄門ですけど。そういう組織作りをしたいと思っていますが，まあ，それでも，見えないところで反対する人もいますからね。

阪井　組織が大きくなれば，それも仕方のないことです。組織を維持していくためには，そういう役割もいなければ。そして管理者は，両方の意見のメリットとデメリットを押さえておくことが必要です。1つの考えで管理していたら，絶対にイノベーションは起きません。1〜2割は，平気で壁を突き破る人が必要。

奥山　何を言われてもへこたれずに。

竹川　今，ちょっと組織図を変えようかと考えているのです。まず，医療の部分を統括するメディカルディレクター，そして，要は従来の事務のような役割ですが——プロデュースやディレクトを担う者，これらを並列に置きます。人が辞めてしまうのは，組織自体がうまくプロデュースできていないからだと思うのです。医療のことはもちろんきちんとやりつつ，人が辞めないような目配りもできる。そんな仕組みにしたいと思っています。阪井先生，どうでしょうか。

阪井　いいと思います。恒常的にある種の軋轢を生み出す組織でなければ，挑戦することができなくなります。安定的で，何のストレスもなければ，組織はおかしくなってしまいます。だから，摩擦がないことを目的にしたり，摩擦を禁じたりしてはならない。未来につながるような解消の仕方に皆で取り組めるのなら，そんな摩擦は大歓迎。そして，そういうふうに解決しようという態度を，組織人として身につけなければならないんです。

竹川　医療機関というのは，**皆が専門資格を持っているという，非常に特殊な組織で**，それゆえにやりづらいとも言えます。資格を持っていない人が上の立場であったとしても，資格を持っている人の方が強かったりします。それを違う形でディレクションできるような人を立てて，対等な立場でやっていけたらと思っているのです。

阪井　医療知識・医療技術の面と，それ以外の面。価値が全く違うけれども，どちらも大事なんだよという，新しい文化の導入ですね。

中村　経営企画部，といった感じでしょうか。

奥山　医療支援部門，のような。新しいチャレンジですね。

阪井　最初はものすごく軋轢が生まれるんじゃないですか。でも，組織を成長させる，ものすごく大きなチャレンジだと思います。楽しみですね。

奥山　でも，慣れてきますよね，軋轢にも。

竹川　また，これまでは，何々科，何々科，……と，専門ごとに分かれていましたが，高齢化社会になり，複数の病気を抱えている人が増えてきています。今後は，幅広い視野を持って対応できるような医者が必要になってくると思います。

阪井　研究の分野も，論文を出しやすいようにするために，どんどん細分化・分解していっていますが，結局のところ，環境やジェンダーといった，現代的な問題の多くは，専門性をいくら極めても解決しないものなんですよね。**現場に行って揉まれながら，考察する力を身につけなければ。** 医師の世界でも，その他，いろいろな世界で，同じことが起こっているのでしょうね。

奥山　新しい病院作りのために，先生方，ぜひ，積極的にご協力を，チームのモチベーションが続くようにご支援をお願いできればと思います。

私もかつて，1人の看護師として，「こういう病院だったらいいのに」とか，「こんないい先生のもとでだったら，私にだってできるのに」なんていうようなことを，よく思っていたものです。でも，そうではないんですね。**自分から発信して，** そして，**チームで動き，さらにはチームを動かし，** やがて，**経営者の心をも動かし，組織を変えていくことだって，** できるんです。

そのためのお手伝いを研修やトレーニングといった形でさせていただいているのですが，私が直接うかがってチーム作りができない病院もた

くさんあります。そういう病院で勤務している方々にも，チーム作りに大切なことをお伝えすることができればと思い，本書を企画しました。

本書をお読みいただき，たとえば，チームには「ストーミング」が起こって当然なんだということを知り，衝突を恐れず，むしろこれが成長へとつながっていくのだという希望に変えて，リーダーシップを発揮していってほしいです。そし

て，「理事長にこういうふうにお話ししてみよう」とか，「場作りをしたいから予算をくださいって，交渉してみようかな」と，一歩踏み出す勇気につながったらと思い，経営的立場にいらっしゃる先生方にお話をうかがう時間を設けさせていただきました。

先生方，本日はお忙しい中，ご足労をいただきまして，ありがとうございました。

あとがきに代えて
──「コーチング」&「仕組み」のコラボが相乗効果を生む

　青森慈恵会病院の丹野雅彦院長は，「マグネットホスピタル」を目指し，コーチングマインドの溢れる病院にしようと，2014年から3年間の実践をしてこられました。某コーチング企業のリードに従い，電話で互いにコーチングし合う「電話コーチング」や，スタッフが1人のスタッフを選んで行う「one to one コーチング」など，院長をはじめ管理職が総出でコーチングの学習に取り組んでこられましたが，なかなか人事評価や人材の育成につながらない──私がお会いしたのは，院長がそんなふうにとても悩んでいらっしゃったときのことでした。今では，コーチングだけでなく，新しい人事評価制度の構築に，管理職の目標管理面談のトレーニングに，全体研修に……と，多岐にわたって支援をさせていただいています。

　「コーチング力」が高くても，すべてのスタッフを引っ張っていくのは無理ですし，「人事評価制度の仕組み」があっても，面談をするのはやっぱり人。面談者にコーチング力がなく，部下のやる気を引き出せなければ，スタッフは辞めて行きます。「コーチングだけ」でも，「人事評価の仕組みだけ」でも，うまくは行きません（もちろん，そのどちらもないところからは，スタッフは逃げ出します）。院長と私は，これからの時代は，「コーチング」&「人事評価制度」のコラボが相乗効果（シナジー効果）を生む，つまり，「やる気を引き出すスキル」と「仕組み」を揃えることが重要なのだと，いつも熱く語り合ってきました（実際，本書でご紹介した，私がスタッフのコーチングトレーニングと新しい人事評価制度構築のお手伝いをさせていただいている竜操整形外科病院や愛育会などでも，相乗効果が上がっています）。

　あるときの院長へのインタビューで，患者や職員が引きつけられるマグネットホスピタルになるためには，どんなことが大切なのかについて考え，語り合いました。少し長くなりますが，本書のあとがきに代えて，そのときのお話をご紹介したいと思います。なお，本書でご紹介したコーチングテクニックのおさらいにもなるようなネタも仕込んであります。

　ちなみに，このインタビューが行われたのは，看護部長や副部長の皆さんの目標管理面談のトレーニング日でもあったのですが，なんと，院長自身も師長になりきって，問題行動のある部下への育成面談を実践。コーチングマインド溢れるお手本のような面談を披露してくださいました。

　こんなふうに，病院のトップが部下の研修に出席するのは，現場を理解するには一番有効です。なぜなら，「事件は現場で起きている」のですから！

丹野　奥山さんにかかわっていただく前から，コーチングの学習には取り組んできました。個々の人たちのコーチングの能力はそれぞれ高まったと思うのですが，それを使う場所がない，つまり，「仕組み」がない——人事や人材育成にうまくつなげられなくなったこともあり，コーチングはいったん終了して，その代わりに，経営品質を高める取り組みをしました。自院の課題を抽出してPDCAを回しながら1つずつ改善していこうと，プロジェクトチームを立ち上げてやってきたんですが……。

奥山　やれることは全部やってこられたということですね。だから病院がこんなに大きくなってきたんですね。

丹野　でも，院長の私が次々と新しいものを持って来るものだから，スタッフには振り回されているという感じや戸惑いがあったと思います。

　　経営品質という概念を導入するに当たり，初めて職員満足度調査を行ったところ，最も低かった項目は，「自分がどう評価されているかわからない」で，人事評価の部分にいろいろと問題があるということがわかりました。

　　コーチング技術はあっても，人事評価の仕組みが機能していなかったため，その不足分を言葉で補うことになるわけですが，それも十分とは言えず，人事そのものがゆがんだ形になっていたんだと思います。そんなこともあってか，当院にさまざまな期待を抱いて来てくれた優秀な人材も，多く辞めて行くという残念な光景を何度も目にしてきました。

　　何とか改善しようと頑張りましたが，やはり，われわれ技術職の者だけでやるのは無理があるなと気づいて，やっと，アウトソーシングしよう，その道のプロ——奥山さんもそのお一人です——にお願いしようという流れになってきたんですよ。

奥山　ありがとうございます。先ほどの育成面談ですが，管理職の方々，非常にお上手だったと思うんですよ。押さえつけるような面談でなかったですし。また，これまでかかわらせていただいて，皆さん，発想の転換も早いし，物事の見方もとても前向きで，これまでの学びが蓄積されているという感じがしました。ですので，「コーチングの学びはゼロ」ではなかったと思いますが……。

丹野　そうなんです。皆，とてもいいものを持っていて，技術もある。だからこそ，もったいないと思っていました。

奥山　やはり人事評価制度などの「仕組み」があると，コーチング技術も発揮されやすいんです。今までも人事評価制度はお持ちだったので，今，こちらで取り組まれているのは，「新」人事評価制度の構築ということになりますね。私がご紹介している人事評価制度はとてもシンプルで，役職の数も少ないので，主任の役割，管理職の役割などが覚えやすいです。師長さんたちが常に評価表を持って歩くわけにはいきませんが，このシステムでは，それぞれの役職の評価の基準が頭に入った状態で育成できるので，とても簡単でいいと思っています。

　　企業で使っているものをそのまま病院に持ち込んでやっていらっしゃるところもよく見かけますが，医療の世界はちょっと特殊なので，そのままでは導入できないことも多いですね。中には，10段階評価なんていう，通信簿みたいになっ

ているものもあって，部下が 20 人もいたら評価するのが本当に苦痛だっていうところもありました。それは本末転倒だと思うんです。

　慈恵会さんの管理職の方々も，私のご提案したこの評価表を用いて面談のトレーニングを行っていますので，ずいぶん評価基準が頭に定着してきたと思いますが，彼らの面談は，点数をつけるとしたら，何点だったでしょうか。

丹野　「80 点」はつけてもいいと思います。ただ，やはりそれを活かす「仕組み」がない，というところに行き着くわけです（笑）。

奥山　「エンゲージメントレベル」ってご存知でしょうか。stay（組織にとどまる），say（組織のことを話したくなる），strive（組織のために努力する）の 3 つの S が，スタッフのエンゲージメントレベルですが，このレベルが高いスタッフがさらに多くなるといいですよね。でも，「コーチングでやる気を引き出そう」と言っても限界があるので，やはり人事評価制度で適切な評価をされるっていうことがないと，いつかモチベーションが涸れていく人もいるんじゃないかと思うんですよ。

丹野　実際，いたんですよ。スタッフの間で，「慈恵会 LOVERS」というプロジェクトチームが立ち上がって，看護師の採用促進に奔走してくれたり，雑誌を作ってくれたりしたのですが，その人たちにしっかりとしたポジショニングができず，十分な活躍の場を担保してあげられず，申し訳なく思っていました。

　エンゲージメントレベルが高い人たちが出したアイディアが立ち消えたりするのはとても残念だし，本当にもったいない。だからしっかりと「仕組み」を作っていかなければ。

奥山　そうですね。でも，今はいったん休息しているそれらのプロジェクトも，今後，しっかりと人事評価制度が整えば，コーチングも含めて，すべてうまく行くんじゃないでしょうか。

丹野　私は何度でも花火を打ち上げますからね。ただ，今度はしっかりと着実にスタッフに変化があると地固めをした上で，打ち上げたいと思っています。奥山さんには期待していますよ。

奥山　承知しました。さて，慈恵会さんの新人看護師の離職率は低いとお聞きしていますが，1 年目で退職する方ってどのくらいですか。

丹野　今は「0 人」です。昨年から，看護部発案で「ジョブローテーション」というのを始めました。新人が各科を回って，所属先を自分で決めるというものです。私自身は，新人にあまり迎合するのもどうかな，と思っていましたが，新人に来てもらいたいと，その病棟のスタッフが頑張るし，新人の横のつながりができて，今までとは違うコミュニケーションの形が出来上がりました。

　新人の次は中堅，そして管理職がさらにスキルアップしてくれると，もっともっといい組織になると思います。どう育成していくかという**戦略が必要**。これからですね。

奥山　「ジョブローテーション」，まさに**コーチングで大切にしている** "want to 〜"（〜したい）**的な発想**で，とてもいいアイディアですよね。新人さんにとっても希望した病棟に行けるのっていいですよね。

153

また，先ほど，管理職の方々の育成面談に「80 点」という高得点をつけられましたが，やはり管理職の皆さんにコーチングの手法が身についているということではないでしょうか。面談トレーニングを開始してまだ間もないのに，トレーニングの最終ゴールの中盤まで到達していると思います。なかなかこうは行きません。

　そして，院長は，「世界一の病院」を目指していらっしゃいますが，そのゴールに向けて，スタッフがどんな人材に育ってくれたらいいとお考えでしょうか。

丹野　「ここに病院があってよかった，来てよかった」と地域の人も職員も思ってくれるような病院を目指したい。そのためには，スタッフ皆がそれぞれ，「この患者さんが自分の親だったら，身内だったら」と考え，まわりと連携しながらどんどん行動していく。患者さん一人一人に対して，PDCA を回せるような病院にしていけたらなあと思っています。

奥山　では，「世界一の病院」が 100 点だとしたら，現状では何点くらいの位置にいると思っていらっしゃいますか。

丹野　50 ？……いや，「60 点」！

奥山　これから **40 点の伸びしろがある**ということですね。ぜひ，世界一になるまでお手伝いさせていただきたいと思います。

　これから 60 の地点から 100 のところまで<u>歩んで行く</u>わけですが，これまでのコーチングや他の取り組みのすべてがよく効果を<u>上げて</u>，まずは，<u>60 のところまで来ました</u>。そして，次の<u>ステージ</u>として新しい人事評価制度ができ，来年度から<u>運用が始まっていきますよね</u>。次は<u>どんな感じを目指して</u>いらっしゃるのでしょうか（下線：**言語ペーシング**）。

丹野　まずは，人事評価制度などをもっとシンプルにして，育成にまつわるわずらわしさを排除したい。わかりやすくしたい。それによって，技術職が自分の専門性をもっと現場で活かせるような時間を作っていけたらと思います。

奥山　技術職の方々に時間がもっとできたとしたら，<u>さらに何が得られるでしょうか</u>（下線：**メタアウトカムを引き出している**）。

丹野　もっと現場に集中できるのではないかと思うんです。先ほども言いましたが，「自分の親だったら，身内だったら」という視点でかかわることができると思うし，病気そのものについての勉強もするようになると思うし，なってほしい。奥山さんと出会って，人事評価制度の専門職のスキルアップのコースを作るといいということも聞きましたし，技術職としての専門性をもっと伸ばしたいという上昇志向の強い人もいるでしょうから，そちらの方ももっと伸ばしていきたいと思っています。

奥山　専門性を磨くコースとマネジメントに進む（管理職を目指す）コースがあると，どちらを目指す人も満足して働けるようになる。そうすれば，**患者さんにさらに高い医療をアウトプットできる**ようになりますよね。

丹野　少子高齢化，人口減少，社会保障費財源不足に加え，青森は「短命県」だなどというネガティブな話も少なくないのですが，何とか**地域の高齢の方を元気に**していきたいと考えています。そのためには，将来的に，人材不足に備えて人材

154　あとがきに代えて

確保も必要ですが，患者さんに対し，より効率的にかかわることが重要になってくると考えています。高齢の方が多くても，安心して生活できると，そこに暮らす子どもたちも安心すると思いますし，そういう人材が地域に残って，地域全体を盛り上げる原動力になってくれたらなとも思っています。

奥山 素敵ですね。先ほど，「世界一を100点とすると，現状は60点」とおっしゃいましたが，日本では何番でしょうか。

丹野 「患者さんを見捨てない」ということに関しては，いい線行っていると思っています。困っている人がいたら何とかしてあげようと考えるスタッフが比較的多いと思いますし，不必要な検査や入院，手術などをさせなくても，しっかりと黒字を出せるよう，頑張っています。「この患者さんが自分の身内だったら」という視点で，必要だと思われる医療を最大限提供するよう心がけています。そういうところでは，もしかしたら，世界一に近いのかな（笑）。

奥山 経営品質がいいということですよね。**職員満足度を上げて，そこから患者さんに質の高い医療を提供するということですね。**

丹野 基本的に医療職に就く人って，「患者さんに喜ばれてなんぼ」だと思っているわけでしょう。お金のことばかり考えて仕事している医療者なんて，ほんの一部しかいないのでは。お金もないと困るけれど，**人間の存在価値はやはり，人から必要とされること**ですからね。せっかく医療をやるのなら，目の前の患者さんに感謝されて，そして職員も患者さんに「勉強になったなあ」なんて感謝する。お互いの成長につながるいい出会いになってくれたら最高です。

奥山 そうですよね。すると次のステージは，職員満足度，患者満足度をアップして世界一！　ということですね。では，これらの結果に対しての院長の満足度はいかがでしょうか。

丹野 決して悪くはないのですが，まだまだ改善の余地はあると思います。クレームはずいぶん減りましたが，改善に結びついていないことも。「何のために仕事をしているのか」ということを共有しながら，専門職として成長できる場になってほしいなと思います。

奥山 私がご紹介している満足度調査は，ネットプロモータースコア（NPS）という簡単なものです。自分が勤務している病院を，患者さんにどのくらいすすめるか，身内や知人にスタッフとして一緒に働こうとどのくらいすすめるかを，「0」～「10」の11段階で答えてもらうもので，携帯電話で調査できて，すぐに集計できます。

　「すすめない理由」ではなくて「何があったらすすめますか」という，コーチング的質問に記述式で答えてもらう項目もあります。肯定的な質問なので，よくない意見はほとんどなくて，たいていは，「駅から遠いので，送迎バスがあったらすすめる」なんていうものが出て来ます。そろそろ2回目をとってみませんか。

丹野 もう少し実績を作ってからの方がいいと思っています。先ほども言いましたが，すでに花火を一杯打ち上げてしまったので，今度は，地固めして，地道に粛々と行きたい。もっともっといろいろと，変えていかなきゃならないし。

奥山 「変えていかなきゃならない」（have to ～）んでしょうか，「変えていかれた

い」（want to ～）んでしょうか（笑）（下線：**チャレンジクエスチョン**）。

丹野　「いきたい」ですね。その一つの手段として，人事評価制度の面談トレーニングやハラスメント防止の研修などをしていただいたのは，本当によかった。自院で全部やるのは無理です。外部の方，その道のプロに頼んで本当によかったです。

奥山　ありがとうございます。引き続き伴走させていただきます。

…

　丹野院長との出会いと，このインタビューを通して，「私がこれまで手がけてきたことは，やっぱり正しかった」と，確信することができました。

　私が起業するとき，「医療の人たちはコーチング離れしているから，会社名に『コーチング』って入れない方がいいよ」と，いろいろな方々から忠告を受けました。でも私は，スポーツの経験を通して，コーチングのよさを誰よりも知っていました。よいコーチングや数々の名コーチに出会っていなければ，4回も全国大会に出ることはなかったと思うし，ましてや，44歳にもなって全国大会で準優勝をすることは不可能だったと思います。そんな意味からも，本物のコーチングに出会うことは素晴らしいことだと思っていました。

　ですが，「コーチング離れ」と称されるように，世の中の人々がコーチングを誤解していることが残念でならず，反対の声に左右されず，あえて企業名を「TN サクセスコーチング」としました（ちなみに"TN"とは，ティーチャーナースの略です）。

　以来10年間，さまざまな病院や医療者に向けてコーチングの大切さと素晴らしさを伝えてきましたが，組織で働くすべての人が，目標があって，やる気もある人ばかりでもありません。もともとエネルギーの高い人であっても，人生におけるさまざまな出来事や，頑張っているのに評価されないといったことでやる気を失ってしまうことだってあります。それこそ，人間だから仕方がないことです。

　このあたりを打破するには，やはり，頑張っている人はしっかりと評価され，やる気もなく仕事の質が低いスタッフにはある程度の強制力を持つ「道具」，つまり，人事評価制度という，「仕組み」が必要なのではないか。

　――ここ10年間で私が思っていたことを，丹野院長はスラスラと語ってくださり，「ああ，やっぱりそうか」と，私の考えに確信が持てたのです。

　病院をあげてコーチングに多額の投資をしていらした経験を持つ丹野院長の言葉はとても重く，私の心に響きました。

　「コーチング力」だけでもダメ。「仕組み」（人事評価制度）だけが整っていても，結局のところ，人の評価は人がするもの。「コーチング力」がなければ，普段のかかわりや面談時に相手を傷つけ，モチベーションを下げてしまったり，退職に向かわせてしまったりで，本末転倒です。

労働人口が減少している日本は，疾患や障害を抱えながら働く人々や，さまざまな背景を持つ外国人スタッフを受け入れながら，どんどん変わってきています。また，「仕事一辺倒」の人たちから，さまざまな動機で仕事をする人たちへと世代交代が進み，価値観もどんどん多様化しています。

　したがって，これからの時代，管理職やリーダーシップを発揮する立場の人々には，多様な価値観を理解しながら人のモチベーションを引き上げる「コーチング力」は必須です。標準装備されていなければなりません。これからは，「仕組み」（人事評価制度）と「コーチング力」のコラボレーションが病院を引っ張っていくことになるでしょう。私はそれを，先陣を切って，医療の現場で実証していきたいと思っています。

用語解説

アイ・アクセシング・キュー　目の動きから，その人の体験や，どのシステム（視覚，聴覚，体感覚）を使っているかを，読み取る方法。

アウトカム　目的，ゴール，望ましい状態，成果，結果。

アズ・イフフレーム　「かのようにワク」。未来にそのことが起こったとしたところから，現在や近未来をとらえる方法。

アンカーリング　刺激により，**リソースフル**な体験を体に記憶させたり，引き起こしたりすること。

肯定的意図　（自分自身でも）よくないと思う行動であっても，その人の価値観を満たしている肯定的な側面がある意図。

思考のワク　ある方向に偏った枠組み。**認知のゆがみ**とも言う。

タイムライン　過去，現在，未来のどのラインにいるか，どのラインに持って行くのが適切かということ。

チャレンジクエスチョン　認知のゆがみや偏った考え方を相手に気づかせ，可能性を広げる質問の仕方。

チャンクアップ／チャンクダウン　目標設定のために，目標のレベルや行動化のレベルを上下させること。

認知のゆがみ → **思考のワク**

ビジュアライゼーション　視覚的にリアルに物事をイメージさせ，モチベーションをさらに高めること。

ブレークステート　その状態を変えること（気分転換のようなもの）。

フレーム　1つの物事の枠組みやルールなど。

分離　客観的，ディソシエイト。⇔ **連合**

ペーシング　相手の言語的表現や非言語的表現に合わせること。

ペース＆リード　相手の "No" に**ペーシング**をしながら，ある方向にリードすること。

ポジションチェンジ　相手の位置（第2のポジション），俯瞰する位置（第3のポジション）で物事を考える，または体験すること。

未来ペーシング　未来にそのことができているか，機能しているかを思い描くこと（**ビジュアライゼーション**などもここに入る）。

ミラーリング，マッチング　鏡のように，相手のしぐさなどに自分のそれらを合わせること。

ミルトンモデル（催眠言語）　意図的に，よい状態に**連合**するような曖昧な表現にして，相手の可能性を広げたり，勇気を喚起したりする言語。

メタアウトカム　そのゴールを達成したときの，さらなる目的（その目標を達成すると，さらに何が得られるのか）。

メタファー　　隠喩，暗喩，たとえ。

メタモデル　　物事の定義や，省略，一般化，歪曲されている表現を，具体的に明らかにする質問のこと（5W1H）。

リソース　　資質，財産，役立つもの。

リソースフル　　エネルギーが満ちていて，非常によい状態や気分であること。

リフレーム（リフレーミング）　　相手の物事のとらえ方や**フレーム**（枠組み）を変えること。

連合　　主観的，アソシエイト。⇔ **分離**

参考文献

M. アーガイル，M. ヘンダーソン（吉森護編訳）（1992）：人間関係のルールとスキル，北大路書房.

ジェイク・イーグル，マイク・バンドラント（小林展子・石井朝子訳）（2008）：成長を助ける21の鍵—NLPを知っていますか？，チーム医療.

梅本和比己（2005）：苦手意識は捨てられる—NLP脳トレーニング，中経出版.

岡田尊司（2010）：ササッとわかる「パーソナリティ障害」，講談社.

奥田弘美・本山雅英（2003）：メディカル・サポート・コーチング入門—医療者向けコミュニケーション法，日本医療情報センター.

奥山美奈（2010）：新人・若手・学生 やる気と本気の育て方，日総研出版.

奥山美奈（2011）：知識と実践がつながる 看護学生のためのコミュニケーションLesson，メヂカルフレンド社.

奥山美奈（2011）：ナース必修 対人力を磨く22の方法，メディカ出版.

ジョセフ・オコナー，ジョン・セイモア（橋本敦生訳）（1994）：NLPのすすめ—優れた生き方へ道を開く新しい心理学，チーム医療.

ジョセフ・オコナー（ユール洋子訳）（2007）：NLP実践マニュアル，チーム医療.

ジョセフ・オコナー，アンドレア・ラゲス（杉井要一郎訳）（2012）：コーチングのすべて—その成り立ち・流派・理論から実践の指針まで，英治出版.

デニス・グリーンバーガー，クリスティーン・A. パデスキー（大野裕・岩坂彰訳）（2001）：うつと不安の認知療法練習帳，創元社.

小林展子（2001）：ストレス対処実践法—認知行動療法によるアプローチ，チーム医療.

小林浩志（2015）：パワハラ防止のためのアンガーマネジメント入門—怒り，イライラのコントロールで，職場は変わる！ 成果が上がる！，東洋経済新報社.

桜井直也（2017）：人の心を操る技術，彩図社.

杉田峰康（1976）：人生ドラマの自己分析—交流分析の実際，創元社.

杉田峰康・国谷誠朗・桂戴作（1987）：Transactional analysis series 4 ゲーム分析，チーム医療.

杉田峰康（1988）：教育カウンセリングと交流分析，チーム医療.

杉田峰康・国谷誠朗（1988）：Transactional analysis series 5 脚本分析，チーム医療.

杉田峰康（2000）：こじれる人間関係—ドラマ的交流の分析，創元社.

辰野千寿（2007）：系統看護学講座 基礎6，心理学，第5版第16刷，医学書院.

ロバート・ディルツ（田近秀敏・佐藤志緒訳）（2006）：NLPコーチング，VOICE.

中村和子・杉田峰康（1984）：Transactional analysis series 1 わかりやすい交流分析，チーム医療.

西尾和美（1998）：アダルト・チルドレン癒しのワークブック—本当の自分を取りもどす16の方法，学陽書房.

西垣悦代・堀正・原口佳典編著（2015）：コーチング心理学概論，ナカニシヤ出版.

21世紀職業財団（2017）：職場のハラスメント相談の手引き—相談対応の基礎から応用まで，21世紀職業財団.

21世紀職業財団（2018）：誰もがイキイキと働ける職場づくりのために—ハラスメントの背景から対処法まで

ていねいに解説，21 世紀職業財団.

21 世紀職業財団（2018）：わかりやすいセクシュアルハラスメント新・裁判例集—妊娠・出産，育児休業等に関するハラスメントセクシャルハラスメント，21 世紀職業財団.

21 世紀職業財団（2018）：わかりやすいパワーハラスメント新・裁判判例集，21 世紀職業財団.

21 世紀職業財団（2018）：キャンパスにおけるハラスメント防止のために，21 世紀職業財団.

21 世紀職業財団（2018）：パワハラを恐れて部下を叱れない上司のための部下育成ハンドブック，21 世紀職業財団.

日本学生相談学会編，今村義正・國分康孝責任編集（1989）：論理療法にまなぶ—アルバート・エリスとともに：非論理の思いこみに挑戦しよう，川島書店.

ブレンダ・スミス・マイルズ，ジャック・サウスウィック（冨田真紀訳）（2002）：アスペルガー症候群とパニックへの対処法，東京書籍.

カーリィ・マーチン（小林展子・石井朝子訳）（2005）：なりたい自分に誰もがなれる　ライフコーチング・ハンドブック—NLP（神経言語プログラミング）＆スパイラル・コーチング，チーム医療.

フレッド・ライクヘルド，ロブ・マーキー（森光威文・大越一樹・渡部典子訳）（2013）：ネット・プロモーター経営—顧客ロイヤルティ指標 NPS で「利益ある成長」を実現する，プレジデント社.

索引 (太字は「用語解説」掲載語)

欧 文

ADHD（注意欠陥多動性障害）
　82
Facebook　126, 142, 144, 145
LGBT　91
NLP（神経言語プログラミング）
　9
NLPコーチング　11
"No"にペーシングする　145, 158

あ 行

アカデミックハラスメント（アカハラ）
　56
新しい信念　35
あるある思考　15
アンガーマネジメント　72
アンカーリング　70, 158
暗示　80
安心感　146

言い訳　42
意見を言わせない会議　131, 133
一重の輪のコーチング　25, 75,
　78, 85, 101, 168
イノベーション　148
イベント　129
イメージ　115
医療不信　2, 104
インシデント　14

うつ状態　86
うつ病　84, 89

影響力　62
エンゲージメントレベル　153

か 行

外国人スタッフ　93, 140
外罰　43, 64
カウンセリング　9, 100
学習障害　81
陰口　62, 63
過去のリソース　37
過小な要求　53
課題設定　76
過大な要求　52
価値観　24, 29, 30, 46, 74, 97,
　107, 111, 113, 141, 144, 146,
　148, 157, 166
　──の多様性　118, 120, 146
葛藤　40, 46, 79, 112
過度の一般化　67, 87
可能性を開く言葉　14
がん患者の遺族の後悔　100
関係の質　133
感謝　147
感情　14, 87
完璧主義思考　67, 69, 80, 87
管理職　65

期日　28, 31
決めつけ　67, 80, 87, 91, 116, 122
キャンパスハラスメント　56
共感　108
共通言語　122
共通の価値観 → チームの価値観
共通のゴール　118, 125, 126,
　146
共同注視　147
恐怖症の治療　9, 24

クライエント管理　32
グループ　118, 119, 121, 145
クレーム　135

傾聴　100, 105
言語ペーシング　154

高次元な防衛機制　42
肯定的意図　34, 69, 73, 158
肯定的側面　133
肯定的な前提　13
肯定フレーム　26
行動計画立案　31, 103
行動変容　80
幸福感　27, 45, 65
合理化　42, 43, 83
合理的配慮　80
心の読みすぎ　67
個人化　68
コーチング　8-10
　──の前提　17
コーチング的　133
コーチングマインド　135, 138
コーチング力　157
個の侵害　49
ゴール設定　27-29
ゴール達成動機　31
ゴールと行動計画を思い出す工夫
　32, 36

さ 行

先読みの誤り　67, 87, 115

資格認定ビジネス　11, 20
自己愛性パーソナリティ障害　63
思考　14
　──のワク → 認知のゆがみ
自己肯定感　61, 64
自己受容　61
自己洞察　69
自己認識　117
指示的対応　170
自信　35

162　索引

死生観　24
自尊心　64
嫉妬　61, 63
自動思考　87
シナジー効果（相乗効果）　118,
　145, 151
自分の目標　29
終身雇用　147
執着　8
証拠　28
昇進うつ病　62
状態管理　26
状態管理能力　79
職員満足度調査　61, 126, 139
職業生活におけるストレスの原因
　38
ジョブローテーション　153
自律神経失調症　87
新型うつ病　82, 89
神経言語プログラミング（NLP）
　9
新人のストレス　40
人生観　24
身体的な距離　121
身体的な攻撃　48
信念　107, 109, 110
信念・思考の習慣　103
信頼関係　2, 11, 106

スタープレイヤー　118, 145
ストーミング　120, 123, 125,
　146, 147
ストレス　38-40
ストレスコーピング　41
ストレスマネジメント　38
スポーツ　10, 70

成果　133, 141
成功体験　35, 78, 83, 110
精神的な攻撃　48
性的マイノリティ　91
正当な自尊心　66
セクシャルハラスメント（セクハラ）
　46, 56
摂取・同一化　43, 44
セルフコーチング　8, 114

先生　22
前提　13, 14, 87
先入観　108
洗脳　53
専門用語　96, 141

双極性障害　85
相乗効果（シナジー効果）　118,
　145, 151
組織の成功サイクル　132

た 行

退行　42, 43
ダイバーシティ　74, 146
タイムライン　31, 101, 158
楽しさ　147
楽しみ　135
多部署連携　6
ダメコーチ　19, 20

知性化　44, 83
チーム　5, 118, 120, 121, 138,
　140, 145, 147
　——の価値観　120, 127, 128,
　132, 139, 141, 145, 146
　——の発達段階　120, 146
チーム医療　3, 6
チームビルディング　132
チームワーク　128, 135
チャレンジクエスチョン　116,
　123, 156, 158
注意欠陥多動性障害（ADHD）
　82
中堅的立場のストレス　39

次なる目標　→　メタアウトカム

低次元な防衛機制　42, 82
ディスカウント　57, 58
ディスる　58
ティーチャー　22
ティーチング　19, 22
ティーチング的　134
適応機制　→　防衛機制
適応障害　42

投影・投射　42, 43
統合　112
同調性の原理　122
逃避　42, 83
止めているもの・信念（止める可能
　性のあるもの）　31, 33,
　102, 105, 109, 127
トラウマ　8, 9
トラウマ映像の軽減テクニック
　114
トランスジェンダー　91, 108

な 行

ないない思考　15

二元論　67, 134
二重の輪のコーチング　31, 32,
　40, 52, 69, 79, 109, 127, 169
偽物コーチ　11, 16, 24
人間関係　39, 69
　——の切り離し　50
認知　87
　——のゆがみ（思考のワク）
　66, 91, 115, 122, 158
「認知のゆがみ」日記　85, 123,
　167

ノーミング　120, 125, 146

は 行

働き方改革　74, 145
ハードルを下げる声掛け　80
パフォーミング　120, 125, 146
ハラスメント　45, 46
パワーハラスメント（パワハラ）
　47, 55, 57
パワフルな信念　17
反抗的態度　66

非指示的対応　170
ビジュアライゼーション　115, 158
否定的ダブルバインド　54
否定フレーム　26

163

不安　25
フィードバック　69, 86, 89
フォーミング　120, 124
部下や後輩からのパワハラ　55
部署異動　25
不満　27
振り返り　89
ブレインストーミング　124, 130, 171
ブレークステート　71, 158
フレーム　26, 135, 158
分離　14, 158

「〜べき」思考　68, 69, 80, 87
ペーシング　105, 158
ペース＆リード　106, 117, 127, 145, 158

防衛機制（適応機制）　41, 42, 64, 82
ポジションチェンジ　79, 158
補償・昇華　43, 44
ボトムアップ　142
本物コーチ　23

ま 行

マイナス化思考　67
マインドコントロール　53

マタニティハラスメント（マタハラ）　47
学び　148

見直し　32
未来ペーシング　158

矛盾　54

名コーチ　19, 24
メタアウトカム（次なる目標）　29, 64, 111, 154, 158
メタモデル　105, 159
メンタルトレーニング　70

目標管理　29, 30, 63, 112
目標管理面談　26, 75, 76
目標設定　8
目標達成率　135
もし　13
モチベーション　14, 26, 29, 30, 35, 74, 79, 110, 115, 121, 122, 136, 157
モデリング　20
モラルハラスメント（モラハラ）　48
問題のディスカウント　58

や 行

優越感　59

抑うつ状態　86, 89
欲求　27

ら 行

ライフイベント　40
ライフコーチ　12
ライフコーチング　11, 99

理想　59, 69
リソース　14, 37, 78, 85, 127, 159
リソースフル　30, 71, 78, 83, 102, 111, 159
リフレーム　70, 110, 137, 159

レッテル貼り　68
劣等感　59, 60, 62
連合　14, 30, 69, 71, 122, 159

ロジカルレベル　106, 117
ロールモデル　77

わ 行

悪口　62, 63

付録
コピーして使えるワークシート集

Sheet 1 互いの価値観を確認するシート

Sheet 2 「認知のゆがみ」日記

Sheet 3 「一重の輪のコーチング」シート

Sheet 4 「二重の輪のコーチング」シート

Sheet 5 指示的／非指示的対応チェックシート

Sheet 6 ブレインストーミングに役立つステッカー

Sheet 1　互いの価値観を確認するシート

「価値観」とは，大切にしていること，信念，理念，行動選択の基準などのことです。
価値観を表す 25 の言葉を，各自，自分自身が大切にしている順番に並べ替え，その順位を記入してください。

	自分	さん	さん	さん	さん	さん	さん	さん
楽しさ								
愛								
成長								
信頼								
達成								
経済								
自由								
安全								
貢献								
家族								
責任								
友情								
成功								
調和								
正義								
美								
健康								
満足								
誠実								
挑戦								
安心								
正確								
仕事								
正直								
優しさ								

Sheet 2　「認知のゆがみ」日記

1. 自分自身の，また，他のスタッフの「認知のゆがみ」の傾向を知ることを目的に，毎日，記録します（2か月〜を目安に）。

　1日の中で感情が動いたとき（イラッとしたり，悲しくなったりしたときや，他者の言動について「おやっ？」と思ったとき）に，何があり，どう感じたのか，簡単にメモ書きを残しておき，1日の締めくくりに，それらの感情はどの「ゆがみ」に起因したものか，このシートで整理します。

2. どの「ゆがみ」で多く感情が揺らいだのかを分析します。

月　日	感情が動いたシーンと出来事 （何があり，どう感じたのか）	感情の 種類*と%**	「認知のゆがみ」 何番にあたるか	合理的な考え方 （感情が落ち着く まで思考を変える）	感情%**

*例）喜び：嬉しい，楽しい，快感，幸せ，安心，充実感，満足，安らぎ，など。

　　　不安：恐れ，心配，気がかり，焦り，など。

　　　怒り：嫉妬，悔しい，不満，嫌悪感，憤り，憎しみ，うらみ，など。

　　　哀しさ：悲しい，さみしい，むなしい，切ない，など。

**感情がどのくらい揺らいだか。

Sheet 3　「一重の輪のコーチング」シート

◆相手が話したいこと，話していることは何かを考えながら聞く。

　⇒ それらが愚痴や不満であることもあるが，そこから「どうありたいか」「どうなったらよいのか」という
　　　ゴールを設定する。

---

① ゴールを決める。そして，目標を明確化する。

Q．「こうなりたいな」ということや，「こんなことを手に入れたい，欲しい」ということは何で
　　すか。

　⇒ 明確（「ゴールを達成したというのが何をもってわかるか」が明らか）で，期日もはっきりしてお
　　　り，自分自身のゴール（目標）であり，肯定的な表現であること（否定的な反応しか得られない場
　　　合は，否定を乗り越えたら「どうなっているのか」「どうあるのか」で設定する）。

② ゴールの背景にある価値観を確認する。

Q．ゴールを達成すると，何が得られますか。

　⇒ この質問を何度か繰り返すことで，その人が持つたくさんの価値観が引き出されて，しだいにリ
　　　ソースフルになってくる。

③ 制限する可能性のある信念を少し聞いておく（「取り除く」まではしなくてよい）。

Q．ゴールを目指すことを止める可能性があるものは何／どんな考え（信念）ですか。

　⇒ 行動計画がうまく行かない場合，後日，「二重の輪のコーチング」に移行するための手がかりとして
　　　聞いておく（聞いた後，リソースを復活させ，よい状態にすることが大切）。

④ 行動ステップを計画する。

Q．具体的に何を／いつから／…／始めますか。

　⇒ 5W1H で具体的に，行動計画を立案する。そのとき，計画を思い出す工夫をすることを意識して，
　　　なおかつ，適宜，チャンクダウンしながら柔軟性を持たせる。

付録

Sheet 4 「二重の輪のコーチング」シート

◆制限する（役に立たなくなった）信念を外す。

---

① 長年，そうしたいと思っているが達成できないこと，または，「達成できるかな」と疑問を持っていることを確認する。

「〜したいけど（信念・価値観），できない（行動）」

② 「何があなたを止めているのですか」「あなたを止めているものは何ですか」と質問する。

制限する信念（考え）を言葉にして書く。

例）断ったら嫌われるかもしれない

　　人には優しくするべき

　　自分のことよりも人のことを優先するべき

③ その信念の肯定的意図（価値観）を見つけて，信念を緩める。

Ⅰ　止めている信念の肯定的意図（価値観）を探る。

その信念（考え）を持っていて得られてきたこと／得をしてきたことは？

価値観：安心，安全，満足，達成，成功，など

Ⅱ　肯定的意図を尊重する。

例）「言えない」ことで，これまでは人に好かれてきたのですね，それも大切な価値観ですよね。

④ でも，その信念は「いつも」制限してきたわけではないことを引き出し，止めている信念を緩める。

小さくてもよいので，成功体験（例外）を1つ引き出す。

例）断りたくなかったけれど断ってうまく行ったこと

　　⇒ 大切な価値観を満たしてきた，「役に立たなくなった信念」を大切にしながら，新しい信念の構築を提案する。

⑤ 新しい行動をとるために，止めている信念（考え）の代わりに，新しい信念を作る（パワフルな信念を使ってもよい）。

新しい行動をとるために，「どんなことを信じたいか」「どんなふうに考えたいか」を聞く。

新しい信念を1つ選び，書き留めておく（できれば，「私は……」という形で表現する）。

⑥ これまでとは違った結果を得るための行動計画を立てる。行動計画を思い出す工夫を大切に。

新しい信念を1つ選び，いつも見えるところに書いておく。

例）紙に書いて壁に掲示，携帯電話の待ち受け画面に

Sheet 5 指示的／非指示的対応チェックシート

指示的（厳しい）対応にも，非指示的（優しい）対応にも，それぞれよい面があります。重要なのは，「意識しながら」「意図的に」活用すること。相手の状況に合わせて，上手に使い分けられるようになりましょう。

指示的対応	✓	非指示的対応	✓
指示・命令する，上から		提示する，横から	
大きな声でハキハキ話す		静かに穏やかに話す	
早口で情報量が多い		ゆっくりでワンメッセージ	
語尾が強く，言い切る		語尾は曖昧なこともある	
決定を促進する		相手の決定を待つ	
より多く介入し，行動をとらせる		励ます，ねぎらう，勇気づける	
あえてノーペーシングのこともある		ペーシング，うなずく，繰り返す	
笑顔はなく，クール		穏やかな表情，笑顔がある	
目力が強い		まなざしが優しい	
スピーディ，時に急がせる		十分な時間を与える，時に待つ	
ボディランゲージが大きい		ボディランゲージは小さく，自然	
リアクションが大きい		リアクションは小さめ	
答えを与える，選択肢を絞る		選択肢を多く示して，決定を促す	
エネルギッシュ		ナチュラル，穏やか	
プレッシャーを与える		プレッシャーを緩和する	
結果やゴールを意識させる		プロセスを大切にさせる	

170 付録

Sheet 6　ブレインストーミングに役立つステッカー

「ルール」「NG ワード」は，目につくところに貼って，適宜確認しながら話し合いを進めましょう。話し合いの内容などにより，アレンジしてください。

NG ワードを口にした人には，「NG 5 分休み」のシートを貼ったマスクを渡し，5 分間，発言を中止とします。

ワクワク会議「9 つのルール」（例）

1. 否定 NG
2. 割り込み NG
3. 「なるほど」の姿勢で聞く
4. 質より量を出す
5. 奇抜な意見歓迎
6. 膨らまし OK
7. 内職 NG
8. 1 人 1 発言
9. NG ワードは 5 分休み

NG ワード（例）

でも　　ダメ　　意味がない　　無理　　ムダ
嫌だ　　私に言わせれば　　皆，そう言っている
できない　　わからない　　どうでもいい
面倒くさい　　そもそも　　どうせ（所詮）
自信がない　　やったことがない　　やりたくない
忙しい　　難しい　　やらなくても結果はわかる

NG 5 分休み

コピーして
マスクに貼って
ください

著者紹介

奥山美奈（おくやま みな）

TNサクセスコーチング株式会社代表取締役・教育コンサルタント・ストレスチェック実施者

看護師，高等学校教員などを経て，2008年，TNサクセスコーチング設立。
質が高く，医療現場ですぐに役立つコーチングモデルを提唱し，全国の医療機関や看護協会，看護学校などで，年間約200件のトレーニングや研修・講演を実施。教育コンサルタントとして，コーチ認定，起業家育成コーチング，接遇トレーナー育成，人事評価制度の構築，各種プロジェクトチームの育成などの教育支援を行う。個人を対象とした，プロコーチの養成にも注力。2022年，訪問看護＆ケアステーション設立。詳細や依頼は，下記を参照。

URL
https://tn-succ.jp

マグネットホスピタル支援

「ビジネスマナー＆接遇講座」無料PDF申込み

問合せ・メールマガジン登録
E-mail　info@tn-succ.biz
TEL　03-6433-9192

※本書を見てご登録の方には，奥山美奈の電話コーチング1回を無料でサービス！
（クーポンコード 7777）

著作

『新人・若手・学生 やる気と本気の育て方』（日総研出版，2010）
『知識と実践がつながる 看護学生のためのコミュニケーション Lesson』
　（メヂカルフレンド社，2011）
『ナース必修 対人力を磨く22の方法』（メディカ出版，2011）
『医療者のための新人共育ノート』（日本看護協会出版会，2022）
各誌・メディアにて連載・情報発信中。

教育コンサルティング

マグネットホスピタル総合支援（全部署研修，院内コーチ認定，接遇力強化，採用・定着率アップ，人事評価制度構築，ハラスメント防止対策）

研修・講演タイトル

本物コーチング入門／目標管理面談トレーニング／スーパー管理職研修「マネジメントってすばらしい」／管理職のためのストレスマネジメント研修／実習指導者養成研修／プリセプター育成研修／上手なほめ方・叱り方トレーニング／社会人基礎力研修「上手な叱られ方と報連相」／看護師がぐんぐん育つ指導術／「先輩，上司，患者さんともっと上手にコミュニケーション」／看護教員のための「できるクラスのつくり方」／医療者にとって本当に必要な接遇とは／被害者，加害者にならないための「ハラスメント予防講座」／など

医療者のための 共育コーチング
心を動かし チームを動かす

2019年 2月 1日	第1版第1刷発行	〈検印省略〉
2021年 7月10日	第1版第2刷発行	
2023年 7月10日	第1版第3刷発行	

著　者　奥山美奈（おくやま みな）
イラスト　ふじいまさこ
発　行　株式会社 日本看護協会出版会
　　　　〒150-0001　東京都渋谷区神宮前5-8-2　日本看護協会ビル4階
　　　　〈注文・問合せ／書店窓口〉TEL／0436-23-3271　FAX／0436-23-3272
　　　　〈編集〉TEL／03-5319-7171
　　　　https://www.jnapc.co.jp
印　刷　三報社印刷株式会社

- 本著作物（デジタルデータ等含む）の複写・複製・転載・翻訳・データベースへの取り込み，および送信（送信可能化権を含む）・上映・譲渡に関する許諾権は，株式会社日本看護協会出版会が保有しています。
- 本著作物に掲載のURLやQRコードなどのリンク先は，予告なしに変更・削除される場合があります。

JCOPY〈出版者著作権管理機構 委託出版物〉
本著作物の無断複製は著作権法上での例外を除き禁じられています。複製される場合は，その都度事前に一般社団法人出版者著作権管理機構（電話 03-5244-5088，FAX 03-5244-5089，e-mail：info@jcopy.or.jp）の許諾を得てください。

©2019　Printed in Japan　　ISBN978-4-8180-2174-7